"十三五" 国家重点图书出版规划项目

《医学·教育康复系列》丛书

组织单位

华东师范大学中国言语听觉康复科学与ICF应用研究院
华东师范大学康复科学系听力与言语康复学专业
华东师范大学康复科学系教育康复学专业
中国教育技术协会教育康复专业委员会
中国残疾人康复协会语言障碍康复专业委员会
中国优生优育协会儿童脑潜能开发专业委员会

总主编

黄昭鸣

副总主编

杜晓新　孙喜斌　刘巧云

编写委员会

主任委员

黄昭鸣

副主任委员（按姓氏笔画排序）

王　刚　刘巧云　孙喜斌　杜　青　杜　勇　杜晓新
李晓捷　邱卓英　陈文华　徐　蕾　黄鹤年

执行主任委员

卢红云

委员（按姓氏笔画排序）

丁忠冰　万　萍　万　勤　王　刚　王勇丽　尹　岚
尹敏敏　卢红云　刘　杰　许文飞　孙　进　李　岩
李孝洁　杨　影　杨三华　杨闪闪　张　青　张　鹏
张志刚　张畅芯　张奕雯　张梓琴　张联弛　金河庚
周　静　周林灿　赵　航　胡金秀　高晓慧　曹建国
庾晓萌　宿淑华　彭　茜　葛胜男　谭模遥

"十三五" 国家重点图书出版规划项目

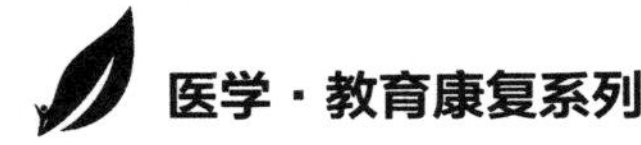

黄昭鸣　总 主 编

杜晓新　孙喜斌　刘巧云　副总主编

运动性言语障碍治疗实验实训

张梓琴　尹敏敏　周　静　著

Experiments and Practices in Treatment of Motor Speech Disorders

南京师范大学出版社
NANJING NORMAL UNIVERSITY PRESS

图书在版编目（CIP）数据

运动性言语障碍治疗实验实训 / 张梓琴，尹敏敏，周静著. — 南京：南京师范大学出版社，2021.3

（医学·教育康复系列 / 黄昭鸣总主编）

ISBN 978-7-5651-4834-7

Ⅰ. ①运… Ⅱ. ①张… ②尹… ③周… Ⅲ. ①语言障碍—治疗学 Ⅳ. ① R767.92 ② H018.4

中国版本图书馆 CIP 数据核字（2021）第 047804 号

丛 书 名	医学·教育康复系列
总 主 编	黄昭鸣
副总主编	杜晓新　孙喜斌　刘巧云
书　　名	运动性言语障碍治疗实验实训
作　　者	张梓琴　尹敏敏　周　静
策划编辑	徐　蕾　彭　茜
责任编辑	彭　茜
出版发行	南京师范大学出版社
地　　址	江苏省南京市玄武区后宰门西村 9 号（邮编：210016）
电　　话	（025）83598919（总编办）　83598412（营销部）　83373872（邮购部）
网　　址	http://press.njnu.edu.cn
电子信箱	nspzbb@njnu.edu.cn
照　　排	南京凯建文化发展有限公司
印　　刷	南京爱德印刷有限公司
开　　本	787 毫米 ×1092 毫米　1/16
印　　张	12
字　　数	193 千
版　　次	2021 年 3 月第 1 版　2021 年 3 月第 1 次印刷
书　　号	ISBN 978-7-5651-4834-7
定　　价	46.00 元

出 版 人　张志刚

南京师大版图书若有印装问题请与销售商调换

版权所有　侵犯必究

PREFACE

序

回顾我国言语听觉康复、教育康复行业从萌芽到发展的22年历程，作为一名亲历者，此时此刻，我不禁浮想联翩，感慨万千。曾记得，1996年11月，我应邀在美国出席美国言语语言听力协会（ASHA）会议并做主题报告，会后一位新华社驻外记者向我提问："黄博士，您在美国发明了Dr.Speech言语测量和治疗技术，确实帮助欧洲、巴西、中国香港及一些发展中国家和地区推进了'言语听觉康复'事业的发展，您是否能谈谈我们祖国——中国内地该专业的发展情况？"面对国内媒体人士的热切目光，我竟一时语塞。因为我很清楚，当时，言语听觉康复专业在内地尚处一片空白。没有专家，不代表没有患者；没有专业，不代表没有需要。在此后的数天内，该记者的提问一直在耳畔回响，令我辗转反侧，夜不能寐。

经反复思量，我做出了决定：立即回国，用我所学所长，担当起一个华人学子应有的责任。"明知山有虎，偏向虎山行"，哪管他前路漫漫、困难重重。我满怀一腔热忱，坚定报国的决心——穷毕生之力，为祖国言语听觉康复的学科建设，为障碍人群的言语康复、听觉康复、教育康复事业尽自己的一份绵薄之力。

如今，我回国效力已22载，近来，我时常突发奇想：如果能再遇到当年的那位记者，我一定会自豪地告诉他，中国内地的言语听觉康复、教育康复事业已今非昔比，正如雨后春笋般繁茂、茁壮地成长……

20多年的创业，历尽坎坷，饱尝艰辛。但我和我的团队始终怀着"科学有险阻，苦战能过关"的信念，携手奋进，在学科建设、人才培养、科学研究与社会服务、文化传承与创新等方面取得了众多骄人的成绩。2004年，华东师范大学在一级学科教育学下创建了"言语听觉科学专业"。2009年，成立了中国内地第一个言语听觉康复科学系，同年，建立了第一个言语听觉科学教育部重点实验室。2012年9月，教育部、中央编办等五部委联合下发《关于加强特殊教育教师队伍建设的意见》(教师〔2012〕12号)，文件提出："加强特殊教育专业建设，拓宽专业领域，扩大培养规模，满足特殊教育事业发展需要。改革培养模式，积极支持高等师范院校与医学院校合作，促进学科交叉，培养具有复合型知识技能的特殊教育教师、康复类专业技术人才。”经教育部批准，2013 年华东师范大学在全国率先成立“教育康复学专业”（教育学类，专业代码 040110TK）。

2020 年华东师范大学增设“听力与言语康复学专业”（医学类，专业代码 101008T），这是华东师范大学开设的首个医学门类本科专业。听力与言语康复学专业旨在通过整合华东师范大学言语听觉科学、教育康复学、认知心理学、生命科学等学科领域的优质师资力量，建设高品质言语语言与听觉康复专业，培养适应我国当代言语语言听觉康复事业发展需要的，能为相关人群提供专业预防、评估、诊断、治疗与康复咨询服务的复合型应用人才，服务“健康中国”战略。

一门新学科的建立与发展，必然面临许多新挑战，这些挑战在理论和临床上都需要我们一起面对和攻克。据 2011 年全国人口普查数据显示，我国需要进行言语语言康复的人群高达 3000 多万。听力与言语康复专业立足言语听力障碍人群的实际需求，秉持“医工结合、智慧康复”的原则，紧跟国际健康理念的发展，以世界卫生组织提出的《国际疾病分类》（ICD）和《国际功能、残疾和健康分类》（ICF）理念为基础，构建听力与言语康复评估和治疗标准，为医院康复医学科及临床各科，诸如神经内科、耳鼻咽喉头颈外科、儿科、口腔科等伴随言语语言听力障碍的人群提供规范化的康复治疗服务。最令我感到自豪的是：2013 年，我们研究团队申报的“言语听觉障碍儿童康复技术及其示范应用”科研成果，荣获上海市科学技术奖二等奖。

教育康复学专业是我国高等教育改革的产物，它不仅符合当前“健康中国”的发展思路，符合特殊教育实施“医教结合、综合康复”的改革思路，而且符合新形势下康复医学、特殊教育对人才培养的需求。专业的设置有助于发展医疗机构（特别是妇幼保健系统）的康复教育模式，更有助于发展教育机构（特别是学前融合教育机构）的康复治疗模式。2015 年，我们研究团队申报的“基于残障儿童综合康复理论的康复云平台的开发与示范应用”科研成果，再次荣获上海市科学技术奖二等奖。

在新学科建设之初，我们就得到各级政府与广大同仁的大力支持。2013 年，教育部中国教师发展基金会筹资 680 万元，资助听力与言语康复学和教育康复学专业建设。本丛书既是听力与言语康复学和教育康复学专业建设的标志性成果，也是华东师范大学、上海中医药大学等研究团队在 20 多年探索实践与循证研究基础上形成的原创性成果，该成果集学术性、规范性、实践性为一体。丛书编委会与南京师范大学出版社几经磋商，最终确定以“医学·教育康复”这一跨学科的新视野编撰本套丛书。作为“十三五”国家重点图书出版规划项目，本套丛书注重学术创新，体现了较高的学术水平，弥补了“医学·教育康复”领域研究和教学的不足。我相信，丛书的出版对于构建中国特色的“医学·教育康复”学科体系、学术体系、话语体系等具有重要价值。

全套丛书分为三大系列，共22分册。其中：“理论基础系列”包括《教育康复学概论》《嗓音治疗学》《儿童构音治疗学》《运动性言语障碍评估与治疗》《儿童语言康复学》《儿童认知功能评估与康复训练》《情绪与行为障碍的干预》《儿童康复听力学》《儿童运动康复学》9分册。该系列以对象群体的生理、病理及心理发展特点为理论基础，分别阐述其在言语、语言、认知、听觉、情绪、运动等功能领域的一般发展规律，系统介绍评估原理、内容、方法和实用的训练策略。

“标准、实验实训系列”为实践应用部分，包括《ICF言语功能评估标准》《综合康复实验》《嗓音治疗实验实训》《儿童构音治疗实验实训》《运动性言语障碍治疗实验实训》《失语症治疗实验实训》《儿童语言治疗实验实训》《普通话儿童语言能力临床分级评估指导》《认知治疗实验实训》《情绪行为干预实验实训》10分册。该系列从宏观上梳理残障群体教育康复中各环节的标准和实验实训问题，为教育工作者和学生的教学、实践提供详细方案，以期为“医学·教育康复”事业的发展拓清道路。该系列经世界卫生组织国际分类家族（WHO-FIC）中国合作中心下的中国言语听觉康复科学与ICF应用研究院授权，基于ICF框架，不仅在理念上而且在实践上都具有创新性。该系列实验实训内容是中国言语康复对标国际，携手全球同行共同发展的标志。

“儿童综合康复系列”为拓展部分，包括《智障儿童教育康复的原理与方法》《听障儿童教育康复的原理与方法》《孤独症儿童教育康复的原理与方法》3分册。该系列选取最普遍、最典型、最具有教育康复潜力的三类残障儿童，根据其各自的特点，整合多项功能评估结果，运用多种策略和方法，对儿童实施协调、系统的干预，以帮助残障儿童实现综合康复的目标。各册以“医教结合、综合康复”理念为指导，注重原理与方法的创新，系统介绍各类残障儿童的特点，以综合的、融合的理念有机处理各功能板块之间的关系，最终系统制订个别化干预计划，并提供相关服务。

在丛书的编写过程中，我们始终秉承“言之有据、操之有物、行之有效”的学科理念，注重理论与实践相结合、康复与教育相结合、典型性与多样性相结合，注重学科分领域的互补性、交叉性、多元性与协同性，力求使丛书具备科学性、规范性、创新性、实操性。

本套丛书不仅可以作为“医学类”听力与言语康复学、康复治疗学等专业的教材，同时也可以作为“教育学类”教育康复学、特殊教育学等专业的教材；既可供听力与言语康复学、康复治疗学、教育康复学、特殊教育学、言语听觉康复技术等专业在读的专科生、本科生、研究生学习使用，也可作为医疗机构和康复机构的康复治疗师、康复医师、康复教师和护士的临床工作指南。本套丛书还可作为言语康复技能认证的参考书，包括构音 ICF-PCT 疗法认证、言语嗓音 ICF-RFT 疗法认证、孤独症儿童 ICF-ESL 疗法认证、失语症 ICF-SLI 疗法认证等。

全体医疗康复和教育康复的同仁，让我们谨记："空谈无益，实干兴教。"希望大家携起手来，脚踏实地，求真务实，为中国康复医学、特殊教育的美好明天贡献力量！

黄昭鸣

博士（美国华盛顿大学）

华东师范大学中国言语听觉康复科学与 ICF 应用研究院院长

华东师范大学听力与言语康复学专业教授、博导

华东师范大学教育康复学专业教授、博导

2020 年 7 月 28 日

FOREWORD

前 言

本书属于《医学·教育康复系列》丛书中“标准、实验实训”系列中的一本，本书主要致力于培养相关从业者及相关专业学生运动性言语障碍治疗临床实践能力，侧重采用案例教学的模式，从ICF框架下的构音语音功能评估和治疗的角度出发，帮助学生将前期所学的相关理论知识融会贯通，为学生进入医疗、民政、残联、学校等机构开展运动性言语障碍治疗的临床工作奠定良好的基础。本书适用于听力与言语康复学专业、康复治疗学专业、教育康复学专业、特殊教育学专业等本科和研究生教学，也可供康复医师、康复治疗师、特殊教育学校教师，以及神经内科、耳鼻咽喉头颈外科等的临床医师、护士等阅读参考。

临床实践中，脑血管病变、脑肿瘤、脑外伤等脑部病变以及帕金森病等神经退化病变患者常伴随有运动性言语障碍，严重影响患者的沟通交流，阻碍其正常的社会生活，使其生活质量大大降低，故而针对运动性言语障碍开展有效治疗是极其重要且迫切的。运动性言语障碍包括神经性言语障碍和言语失用症，其中神经性言语障碍在临床中最为常见，而构音和韵律方面的构音语音问题是其主要的言语问题。本书主要围绕如何针对临床中最常见的构音语音问题进行评估和治疗展开。言语治疗必须按照规范化的操作流程进行，如此才能保证有章可循、有序开展。本书以ICF标准为指导，依据ICF应用的康复循环，具体讲解运动性言语障碍构音语音功能的评估—治疗—监控—评价的康复周期，并通过典型案例示范对整个康复治疗过程进行直观阐述。

本书共分为四大章：第一章为绪论部分，首先概述运动性言语障碍治疗实验实训的目标、内容、原则和要求，然后简单讲解运动性言语障碍治疗的规范化流程，最后对运动性言语障碍治疗中可借助的有效工具和设备进行简单介绍；第二章主要讲述ICF框架下的运动性言语障碍构音语音功能评估，首先对构音语音功能精准评估的方法和流程进行详细讲解，然后介绍ICF框架下构音语音功能评估限定值的转换和构音语音治疗计划的制订；第三章主要从三个层面出发对ICF框架下的运动性言语障碍治疗及实时监控进行阐述，首先具体讲解构音治疗及实时监控和言语韵律治疗及实时监控的开展，其次讲述短期目标监控的实施及其临床意义，最后介绍运动性言语障碍的疗效评价；第四章则是通过案例分析的形式具体阐述如何针对常见运动性言语障碍（脑外伤后弛缓型神经性言语障碍、脑卒中后痉挛型神经性言语障碍、帕金森病致运动不及型神经性言语障碍、小脑病变后运动失调型神经性言语障碍）患者进行构音语音治疗和言语韵律治疗。

本书各章撰写分工如下：第一章，张梓琴；第二章，张梓琴、尹敏敏；第三章，张梓琴、尹敏敏；第四章，张梓琴、周静。本书在定稿过程中非常荣幸地得到了黄昭鸣教授、刘巧云副教授等的悉心指导与斧正。

本书即将付梓之际，我们不仅感谢丛书总主编黄昭鸣教授和南京师范大学出版社有关领导、同志的支持与厚爱，还感谢本书各位编写人员辛勤的努力。另外，感谢美国泰亿格公司（Tiger DRS，lnc.）、上海慧敏医疗器械有限公司对本项目的技术支持，本书中使用的实验设备均来自以上单位。感谢上海小小虎康复中心对本项目的临床实践指导。由于作者水平有限，本书的不当之处，还望有关专家同仁多提宝贵意见！

张梓琴

2020 年 8 月 19 日

CONTENTS

目 录

第一章

绪论

本书旨在为临床运动性言语障碍治疗提供参考，为培养教育康复或言语语言康复领域的专业人才提供指引。本章首先对运动性言语障碍治疗实训的目标、内容、原则和要求进行具体阐述；其次对运动性言语障碍治疗的规范化流程和常用工具进行介绍。借此明确本书的框架，从而为更好地开展后续章节的学习奠定基础。

运动性言语障碍治疗实验实训概述

运动性言语障碍治疗实验实训旨在完善教育康复专业或言语语言康复专业实践教学体系，使专业理论教学与临床实践紧密联系，从而系统、全面地培养合格的教育康复或言语语言康复专业人才。

一、运动性言语障碍治疗实验实训的目标

临床实践中，诸多脑血管病变、脑肿瘤、脑外伤等脑部病变以及帕金森病等神经退化病变患者由于与言语运动相关的神经肌肉异常，常常伴随有言语障碍，这些言语障碍均属于运动性言语障碍。运动性言语障碍（Motor Speech Disorders，简称 MSDs）是由于神经缺损影响言语的计划、编程、控制或执行而导致的言语障碍，包括神经性言语障碍（dysarthria）和言语失用症（apraxia of speech）[①]。其中神经性言语障碍在临床中最为常见，例如帕金森病常常导致运动不及型神经性言语障碍（hypokinetic dysarthria）、脑卒中患者常伴有痉挛型神经性言语障碍（spastic dysarthria）等等。神经性言语障碍是言语产生的呼吸、发声、共鸣、构音和韵律方面所需要运动的力量、速度、范围 / 幅度、稳定性或准确性出现异常的一组障碍的总称[②]，构音和韵律方面的构音语音问题是这一障碍的主要表现。运动性言语障碍治疗实训主要围绕临床最常见的运动性言语障碍导致的构音

① Donald B. Freed. Motor Speech Disorders: Diagnosis and Treatment [M]. Delmar：Cengage Learning, 2012.

② Duffy J R. Motor Speech Disorders: Substrates, Differential Diagnosis, and Management [M]. St. Louis: Mosby, 2005.

语音问题展开，而如何针对其所存在的言语嗓音问题开展评估和治疗可具体参见本丛书的《嗓音治疗实验实训》。由于不同病因造成的构音和语音（韵律）问题的表现以及康复重点、难点不同，因此，在运动性言语障碍治疗中，评估个体构音语音功能损伤程度、制订有针对性的康复训练计划与方案，并针对个体的情况开展个别化康复治疗、监控康复疗效，均是一名合格的康复师应具备的专业技能。

运动性言语障碍治疗实验实训旨在完善教育康复专业实践教学体系，使专业理论教学与教育实践紧密联系，系统、全面地培养合格的言语康复专业人才。言语康复专业人才应具备扎实的理论知识、良好的人文素质；既具备技术操作能力，能满足日常康复治疗技术工作的要求，又具备进一步发展所需要的能力。因此，运动性言语障碍治疗实训不但要求学生熟练掌握临床技能，更重要的是培养学生的临床思路。其总体目标包括以下几个方面。

（1）培养学生的职业道德素养、专业态度和良好的专业动机、积极的交流和学习态度，能够耐心细致开展康复服务，并培养学生分析问题、解决问题的能力，培养其较强的逻辑推理技巧以及批判性思维，整体推进专业训练。

（2）夯实学生专业技能，为未来工作中实现医教结合的教育模式奠定扎实的技能基础。逐步培养学生针对存在构音语音（韵律）问题的运动性言语障碍病患独立开展个别化构音语音康复治疗的能力。通过实训教学，使学生能够在实践中恰当地运用运动性言语障碍治疗的理论及操作技术，独立完成不同疾病患者的构音语音功能评估，并制订合理的治疗方案及实施有效的治疗；熟悉康复流程，能够解决患者存在的问题并设计治疗计划，评估治疗过程和服务成效，在临床实践中获得初步临床经验。

（3）培养学生灵活运用专业知识，针对不同个案在康复进程中的临床表现，运用所学过的专业知识分析个案具体障碍表现，对其进行恰当的解释和说明的能力；能够积极主动地寻找问题、查证疑问和自我学习；能够积极主动地用有效和及时的方式组织工作。

二、运动性言语障碍治疗实验实训的内容

运动性言语障碍治疗实验实训主要内容（如图 1-1 所示）包括构音语音功能评估与治疗计划制订、针对不同障碍程度和表现的患者开展构音语音治疗及康复效果监控等。内容设置力求实现实训项目系列化、规范化，涵盖运动性言语障碍治疗实践教学中的主要技能，重在突出教学的实践性、开放性和职业性，让学生在反复实践中提高综合能力，养成良好的职业素养。

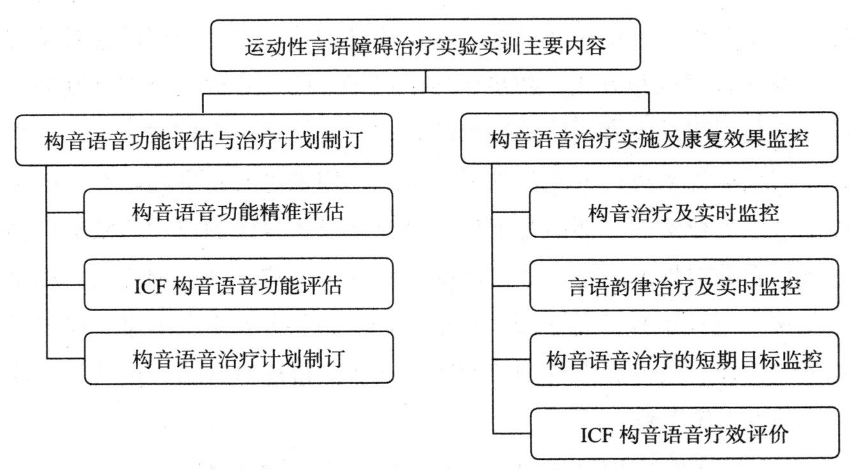

图 1-1 运动性言语障碍治疗实验实训主要内容

1. 构音语音功能评估与治疗计划制订

对运动性言语障碍患者开展构音语音功能评估，既包括通过问诊与观察对患者的构音语音功能进行主观评价，也包含通过标准化评估材料对患者的构音语音功能进行精准评估与 ICF 构音语音功能评估。具体内容可参照本书第二章。评估可使康复师全面地掌握运动性言语障碍患者构音语音功能状况，了解其构音和语音（韵律）问题的类型及损伤程度，为后续治疗提供依据。

构音语音治疗计划的制订，是开展构音语音治疗的基础。制订构音语音治疗计划时，应全面综合地分析患者构音语音功能精准评估结果，确定

患者的构音和语音（韵律）问题，并在治疗计划中选择合适的治疗方法。除此之外，康复目标的设定也是治疗计划制订中很重要的一部分，依据ICF构音语音功能评估结果，我们可以客观地了解到当前患者构音语音功能的损伤程度，并合理地设置康复目标，通过目标管理确保构音语音治疗有计划、有步骤、有成效地开展。

2. 构音语音治疗实施及康复效果监控

构音语音治疗主要通过个别化康复形式来开展。构音治疗应根据构音能力评估结果针对受损的声母音位按照其难易顺序开展训练，以声母构音训练为主线，同时结合韵母构音训练，针对受损的声母音位依次进行音位诱导、音位获得、音位对比训练。音位诱导训练重点在于帮助患者掌握受损音位的发音部位和方式，初步诱导出目标音位；音位获得训练则通过大量的练习材料巩固发音，将诱导出的音位进行类化；音位对比训练是将最小音位对提取出来进行的专门的强化训练，用来进一步巩固新获得的声母音位。言语韵律治疗（即语音治疗）是根据患者言语韵律功能精准评估结果，选择有针对性的方法（如音调梯度训练法、响度梯度训练法、逐字增加句长法、重读治疗法等），结合实时反馈治疗技术开展语速治疗以及语调和节奏治疗，改善患者的韵律问题，从而获得连贯自然的语音。具体内容可参照本书第三章。

构音语音治疗实施过程中的实时监控，可帮助康复师及时了解每一次康复训练后个体的进步情况，及时检验每一次康复治疗的效果。开展一段时间构音语音治疗后应及时开展短期目标监控，以帮助康复师及时调整康复方案。另外，在一个阶段治疗计划实施过程中，可根据患者能力情况和训练进展再次进行构音语音功能评估，以进行构音语音治疗的疗效评价。短期目标监控和疗效评价可用以反映康复治疗的中、长期目标的达成情况。具体内容见本书第三章。

三、运动性言语障碍治疗实验实训的原则

1. 实践性

运动性言语障碍治疗实验实训以培养学生职业能力为主线，以技能训练为主要目标，重在培养学生将理论知识转化为实践的能力。实训课程内容设置上，按照运动性言语障碍治疗临床实践中的工作流程组织教学内容，具有突出的实操性。课程内容涵盖了临床工作中的以下主要技能要点：问诊与个案信息搜集、构音语音功能评估、治疗方案制订、治疗方案实施与治疗效果监控。此外，本书中还包含了在各类康复机构、医院康复科收集的个案资料，通过集中学习，可让学生快速掌握临床工作中可能面临的个案情况，切实提高实践技能。

2. 科学性

运动性言语障碍治疗实验实训以最常见的运动性言语障碍构音语音（韵律）问题的特征为依据，循序渐进地安排课程内容。运动性言语障碍治疗技能实训以精准评估、有效训练为指导思想，旨在让学生掌握科学系统的治疗方法。本教材中还创新性地引入了ICF理念与框架，对如何在临床实践中针对患者的构音语音（韵律）问题选择恰当的ICF核心分类组合，以及如何基于ICF的言语康复整体解决方案，进行功能评估、计划制订、康复治疗与疗效评价进行介绍。ICF是世界卫生组织应用于健康和康复领域的分类系统，其最终目的是要建立统一的、标准化的术语系统，从而为健康和康复状况结果的分类提供参考性的理论框架。在ICF框架下的运动性言语障碍治疗实验实训，科学性和系统性突出，可让学生习得开展个别化构音语音治疗的规范化思路，确保康复治疗的开展具备科学性。

3. 前沿性

互联网技术和电子信息技术的快速发展为康复手段的更新提升带来了新的机遇，运动性言语障碍治疗实训中应纳入康复领域新技术、新手段的实践操作技能教学。运动性言语障碍治疗中需要大量的重复练习，现代化

康复设备及康复云平台的运用可以全面整合康复治疗素材，一方面可缩短康复师准备的时间，另一方面也能充分调动患者主动参与的兴趣，丰富康复形式，从而提升康复效率。

四、运动性言语障碍治疗实验实训的要求

通过对患者进行音位诱导、音位获得、音位对比的训练，帮助障碍患者重新获得受损的音位、改善构音器官的运动能力，同时通过对患者进行语速、语调和节奏治疗，全面提升障碍患者的言语可懂度，最大限度地降低构音语音（韵律）问题对运动性言语障碍患者生活的影响。

（1）了解不同疾病类型患者的构音语音（韵律）问题表现，对不同疾病类型患者进行构音语音功能评估和分析，制订构音语音治疗计划，设定治疗目标。

（2）根据构音语音治疗计划，针对不同疾病类型患者开展个别化构音语音康复治疗。

（3）按照见、实习时间安排、内容和要求完成见、实习任务。

运动性言语障碍治疗规范化流程

《国际功能、残疾和健康分类》(简称 ICF)是由世界卫生组织通过的在国际上广泛应用的分类标准，目前其正逐步应用于康复治疗临床实践，言语治疗也应该以 ICF 标准为指导，遵循 ICF 应用的康复循环(Rehab-Cycle)[①] 的流程来开展。言语治疗的整个过程就是依据 ICF 应用的康复循环，通过评估(Assessment)—治疗(Therapy)—监控(Monitor)—评价(Evaluation)这样一个流程来完成的。运动性言语障碍的言语治疗需要按照言语产生的过程首先进行言语嗓音治疗，再针对性地开展构音语音(韵律)治疗。

本书主要围绕构音语音治疗的规范化流程(如图 1-2 所示)来阐述，而言语嗓音治疗则主要参见本系列丛书中的《嗓音治疗实验实训》。

一、运动性言语障碍治疗规范化流程概述

(一)填写基本信息

进行构音语音治疗之前，康复师首先收集患者的基本信息，包括年龄、性别、相关病史及治疗状况、是否接受过康复治疗及治疗情况、有无其他疾病史、言语情况等。

---

① Rauch A, Cieza A, Stucki G. How to Apply the International Classification of Functioning, Disability and Health (ICF) for Rehabilitation Management in Clinical Practice [J]. European Journal of Physical and Rehabilitation Medicine, 2008, 44 (3): 329–342.

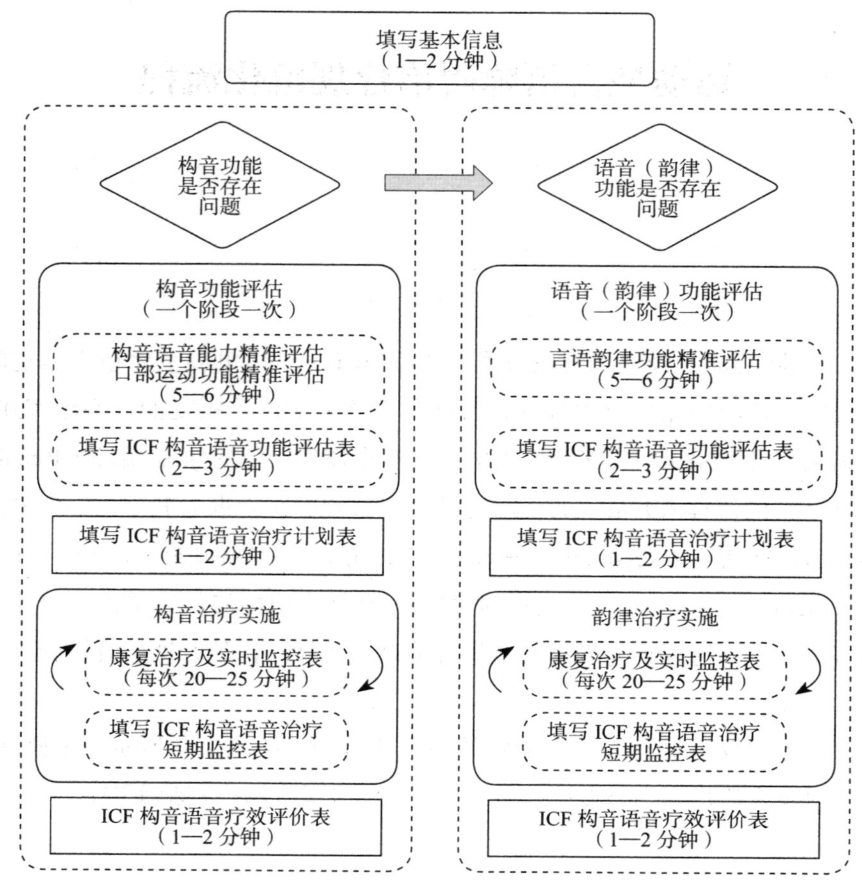

图 1-2　构音语音治疗规范化流程

（二）进行构音语音功能评估

首先，经过快速的筛查，康复师可初步判定患者是否存在构音语音问题，接下来通过对构音能力、口部运动功能和言语韵律功能进行精准评估，获得构音语音功能的主客观评估数据，同时填写评估记录表。其中，构音能力精准评估—快速评估跳转流程如图 1-3 所示，口部运动功能精准评估—快速评估跳转流程如图 1-4 所示。

其次，将测得的各项指标数据输入 ICF 转换器，与对应的参考标准值进行对比，即与同年龄、同性别正常人相应指标的参考标准值进行比较，确定该指标是否落在正常范围内，并得出患者各项功能的损伤程度，同时填写“ICF 构音语音功能评估表”。

通过构音语音功能精准评估及 ICF 构音语音功能评估，康复师可明确患者构音语音能力、口部运动功能和言语韵律功能的详细情况，为后续制订构音语音治疗计划提供依据。为及时调整治疗计划，建议每个阶段均进行一次构音语音功能精准评估。具体的评估内容详见本书第二章的第一节和第二节。

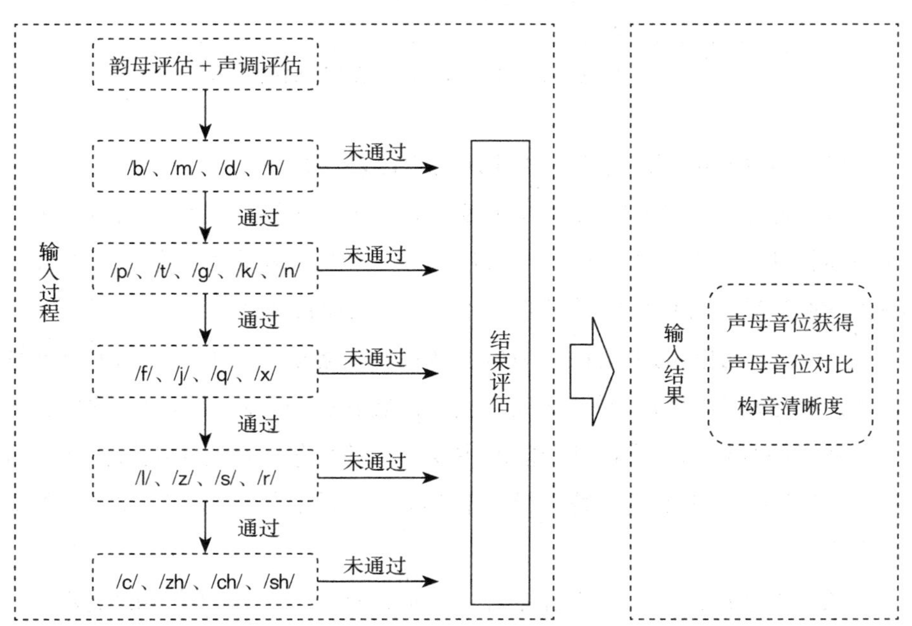

图 1-3 构音能力精准评估—快速评估跳转流程

构音能力精准评估—快速评估跳转条件如下。

（1）通过：首先进行主要韵母音位（/i、u、ɑ、ü/）和声调的评估，再依次进行每一阶段声母音位的评估。每一阶段目标音全部正确（目标音发三遍，两次或三次发对即为正确）即可进入下一阶段评估。

（2）未通过：若某阶段声母音位未全部正确，则结束评估。

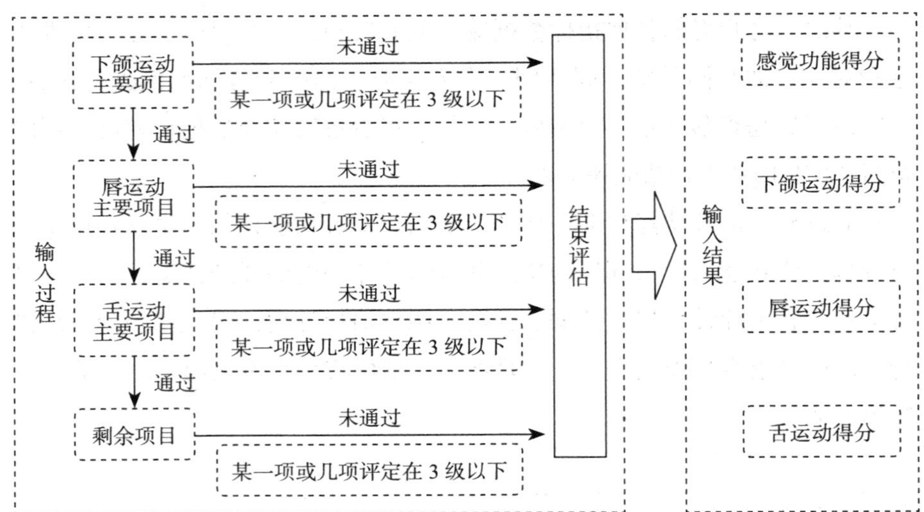

图 1-4 口部运动功能精准评估—快速评估跳转流程

口部运动功能精准评估—快速评估跳转条件如下。

（1）通过：某一构音器官（下颌、唇、舌）运动功能须达到每个主要评估项目评定均在 3 级及以上方可进入下一个构音器官的评估；主要评估项目均通过后，可根据患者能力选择进行剩余项目的评估。

下颌运动功能的主要评估项目包括：向下运动、向上运动和上下连续运动；唇运动功能的主要评估项目包括：展唇运动、圆唇运动、圆展交替运动和唇闭合运动；舌运动功能的主要评估项目包括：舌尖上舔齿龈、舌尖上舔硬腭、舌尖前后交替、舌尖上下交替、舌前部上抬模式和舌后部上抬模式。

（2）未通过：若某一构音器官（下颌、唇、舌）运动功能的主要评估项目中某一项或几项项目评定在 3 级以下时，则结束评估。

（三）制订 ICF 构音语音治疗计划

康复师在明确诊断患者构音语音障碍程度的基础上，制订相应的构音语音治疗计划。该治疗计划包括构音语音治疗的主要任务、治疗方法、实施计划的人员、治疗前患者的程度、预期目标（中、长期目标）及治疗后患者所达到的程度等，详见本书第二章第三节。

（四）实施构音语音治疗

1. 康复治疗

康复师在实施临床康复训练时，需要根据患者的实际情况，将多种治疗方法及康复手段进行有机结合，以便在有效时间内让患者得到最有针对性的治疗，获得最佳的康复效果。具体构音语言治疗的方法及手段详见本书第三章第一节。

2. 实时监控

构音语音治疗的过程不是一成不变的，整个构音语音治疗过程遵循评估—治疗—监控—治疗—评估的科学程序，在尽可能短的时间内使患者的构音语音问题得到改善。因此，在每次进行构音语音治疗的前后，要对患者进行实时监控，即训练前情况描述及训练后效果描述。训练前情况描述是指记录每次训练前患者的构音语音功能情况。训练后效果描述是指记录每次训练后患者通过一次训练所达到的构音语音功能情况。通过训练前描述与训练后效果描述的对比能更为客观地掌握一次训练对患者构音语音功能的改善情况，通过对连续几次训练效果的对比能直观地掌握患者的进步情况。在实际进行实时监控的过程中，通常可以采用上一次训练效果的情况作为后一次训练前的描述，缩减每次训练用于实时监控的时间。具体的实时监控相关内容详见本书第三章第一节。

3. 短期目标监控

构音语音治疗过程中，康复师会根据患者的具体情况设定康复目标，通常包括长期目标与短期目标。康复师通过构音语音功能精准评估来进行长期目标的监控，通过实时监控来进行每次训练情况的监控，而短期目标监控则通常在 3—5 次训练后进行，具体监控时间视患者的情况而定。短期目标监控的指标与 ICF 构音语音功能评估的指标一致，对构音语音能力、口部运动功能和言语韵律功能进行定量评估，通过 ICF 转换器得到患者的损伤程度。具体短期目标监控的相关内容详见本书第三章第二节。

（五）对 ICF 构音语音治疗疗效进行评价

构音语音治疗开始前会对患者进行精准评估，得到患者各项功能的损伤程度与长期目标值，同时也作为疗效评价中初期评估的损伤程度与目标值；当执行治疗计划一段时间后，康复师将再次对患者进行构音语音功能精准评估，并将此次构音语音功能评估结果作为患者中期评估的结果。同时对初期与中期评估结果进行对比，判断是否达成长期目标并监控治疗效果，便于康复师进行构音治疗计划和训练目标的调整。而末期评估则是在患者即将结束所有康复训练时进行的，主要评价患者当前构音语音功能整体的情况，判断是否达到患者及其家属所预期的目标。具体构音语音疗效评价的内容详见本书第三章第三节。

二、康复团队和康复形式

1. 个别化康复

对于中重度运动性言语障碍患者主要以个别化康复为主，一般由 1 名中级（或高级）康复师针对 1 名患者进行一对一的康复治疗。（图 1-5）

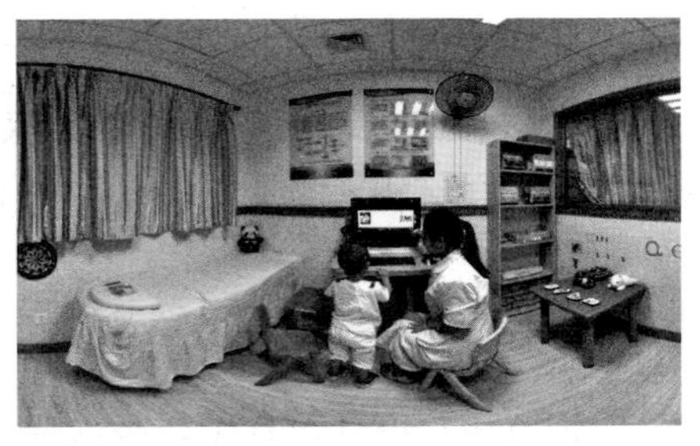

图 1-5 个别化康复（一对一）

2. 小组康复

对于中度障碍患者来说，还可接受小组康复治疗，一般由 3—4 名患者组成一个康复小组，人员也可根据实际情况进行增减。小组康复团队主要由 1 名中级（或高级）康复师、1 名基层（或初级）康复师、3—4 名（与小组患者人数相同）实习生（或新手康复师）、3—4 名（与小组患者人数相同）家属以及 1 名引导员组成。

中级康复师负责针对康复小组内所有患者进行“精准评估”、制订构音语音治疗计划，并进行构音语音疗效评价；基层康复师负责指导实习生

（或新手康复师）实施康复训练，并对康复小组内所有患者进行康复短期目标监控；实习生（或新手康复师）对康复小组内的某患者实施一对一的康复训练，并进行实时监控；引导员负责引导家属和患者根据治疗安排进入相应的治疗室。（图 1–6）

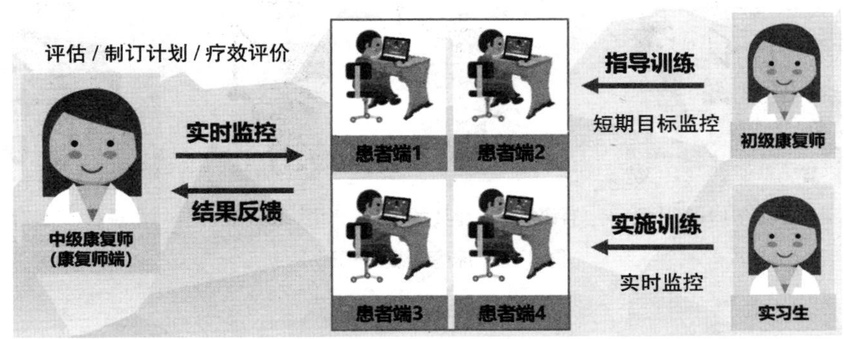

图 1–6 小组康复（一对多）

3. 团体康复

对于轻度障碍患者来说，团体康复可作为一种有效的康复形式，尤其对于康复人员较为缺乏的康复机构来说。一般可由 1 名初级康复师面向多名轻度障碍患者及其家属来开展，初级康复师主要负责指导患者家属实施康复训练，患者家属则借助康复学习机按照康复师的指导来具体进行康复训练。在康复过程中初级康复师可随时帮助家属解决所遇到的问题。

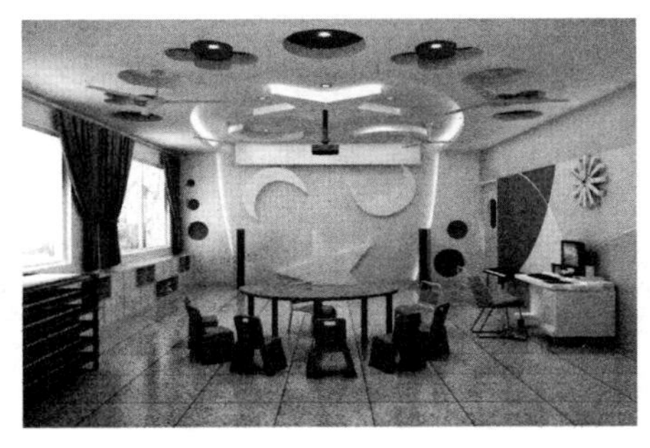

A. 门诊康复（一对多）

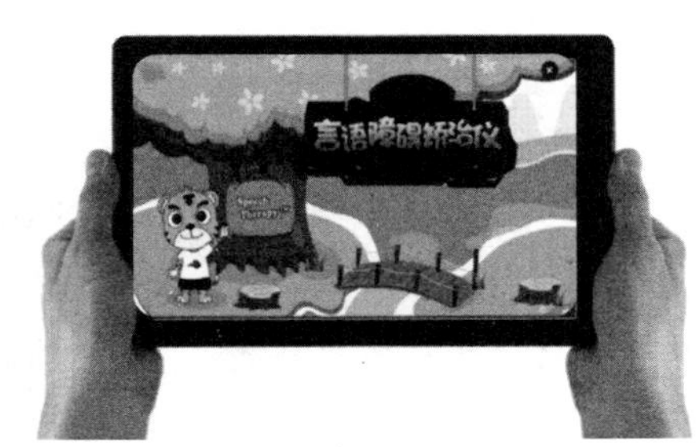

B. 康复学习机

图 1–7 团体康复

4. 床旁康复

对于同时伴随肢体运动障碍的患者来说，可进行床旁康复。床旁康复则主要由患者家属借助康复学习机按照康复师的要求来实施。

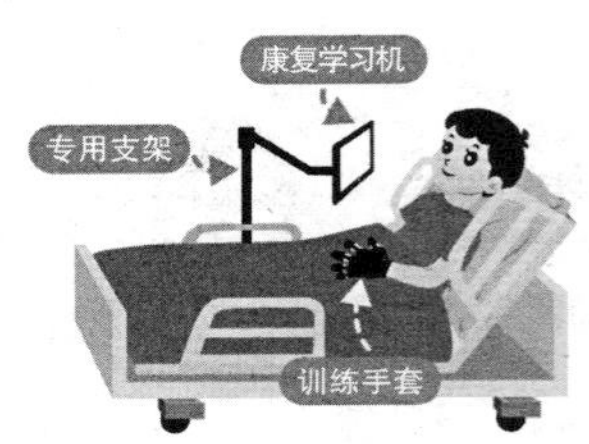

言语矫治 + 床旁康复

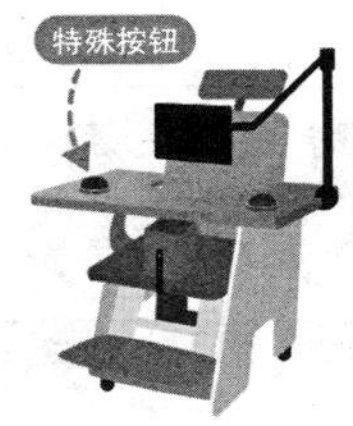

言语矫治 + 坐姿矫正椅

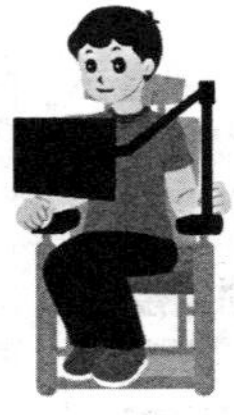

言语矫治 + 轮椅

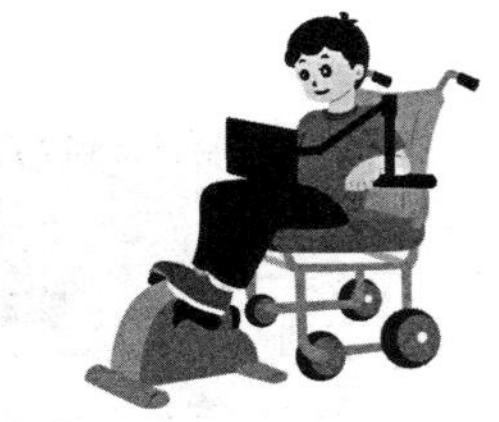

言语矫治 + 物理治疗

图 1-8　床旁康复（扫码）

运动性言语障碍治疗的常用工具

为提高评估的精准性和治疗的有效性，仪器设备及辅具对于运动性言语障碍治疗的开展是极其必要的。运动性言语障碍治疗设备属于医用康复产品，可应用于医疗机构、民政和残联系统的康复机构等，不仅应注重设备的有效性，还应强调使用的安全性。本节主要介绍几款符合国家医疗器械产品市场准入审查规定、获得《中华人民共和国医疗器械注册证》的治疗设备，主要包括构音障碍测量与康复训练仪软件、言语障碍测量仪软件、言语重读干预仪软件以及 ICF 转换器。

一、构音障碍测量与康复训练仪软件

构音障碍测量与康复训练仪软件是利用多媒体技术、数字信号处理技术对构音功能进行评估和训练的设备，可用于脑卒中、脑外伤、帕金森病等神经性疾病导致运动性言语障碍的人群，如图 1–9 所示。评估部分包括构音语音能力评估和口部运动功能评估两个板块，可借助该部分进行构音语音能力和口部运动功能的精准评估，并得出数据分析报告，为详细填写患者的构音语音功能评估表提供定量的数据，从而为矫治方案的制订提供依据。从构音语音能力评估中，可得到声母音位获得和音位对比的结果以及构音清晰度的得分；在口部运动功能评估中，可进行口部感觉功能、下颌运动功能、唇运动功能和舌运动功能等多个评估子项目的评估，每个评估子项目都根据构音器官运动障碍程度的不同由重到轻的顺序分成 0—4 级。

康复训练部分包括口部运动治疗、构音运动治疗和构音语音治疗三个板块。口部运动治疗的主要目的在于提高构音器官运动的灵活性、稳定性、协调性及准确性，为日后清晰的构音奠定生理基础。构音运动治疗是口部运动治疗顺利过渡到构音语音治疗的必经之路，它的主要目的是通过选择特定的词，有目的地促进构音器官的精细分化，为构音语音治疗奠定良好的训练基础。构音运动治疗主要借助重读治疗的形式进行，包括下颌韵母练习、唇韵母练习、舌韵母练习、唇声母练习、舌声母练习。构音语音治疗循序渐进地强化汉语言中21个声母的发音，由简到难，以提高声韵组合的构音清晰度，包括音位诱导、音位获得、音位对比和音位强化。

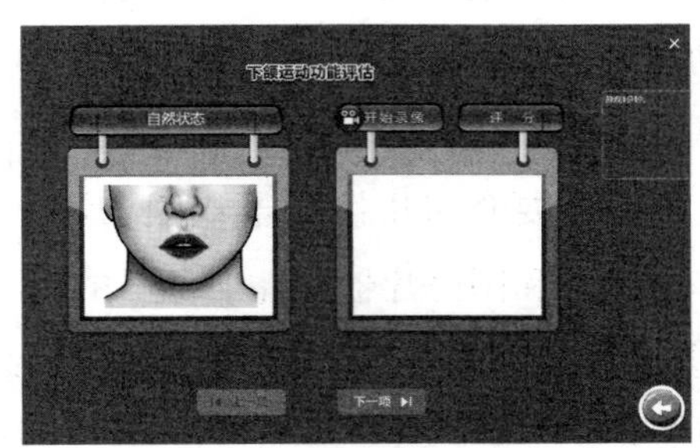

A. 测量评估部分

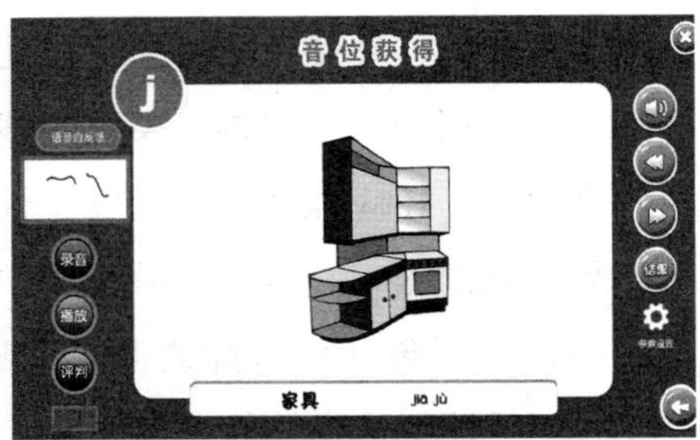

B. 康复训练部分

图 1-9 构音障碍测量与康复训练仪软件

二、言语障碍测量仪软件

言语障碍测量仪软件是利用数字信号处理技术和实时反馈技术，对言语功能进行定量测量、评估和实时训练的现代化言语治疗设备，如图 1-10 所示。可依据《言语治疗学》① 中的言语功能评估标准对言语的呼吸功能、发声功能、共鸣功能进行评估，并制订合理的矫治方案。言语障碍测量仪软件通过对言语、构音、语音、鼻音信号进行实时检测处理，用于言语障碍的功能评估。它通过实时多维建模技术为言语功能检测提供技术参数，可开展：① 言语呼吸、发声、共鸣、构音、语音功能的实时测量（音域图、聚焦图等）；② 采用单一被试技术对言语康复效果进行评估和全程监控，为言语、构音、语音的诊断提供相关信息，并对康复过程实施监控。

① 黄昭鸣，朱群怡，卢红云. 言语治疗学 [M]. 上海：华东师范大学出版社，2017.

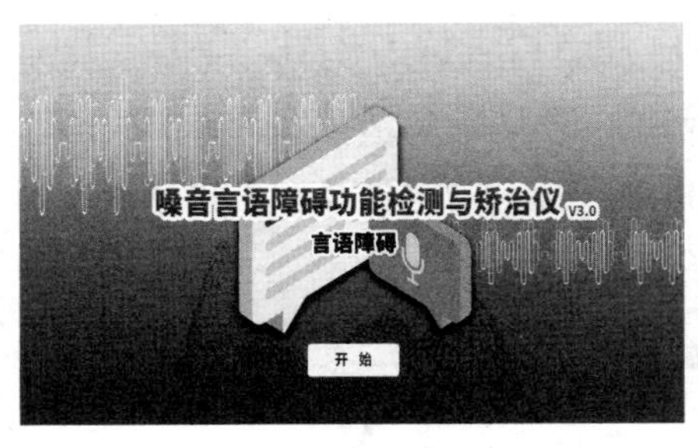

A. 开始界面

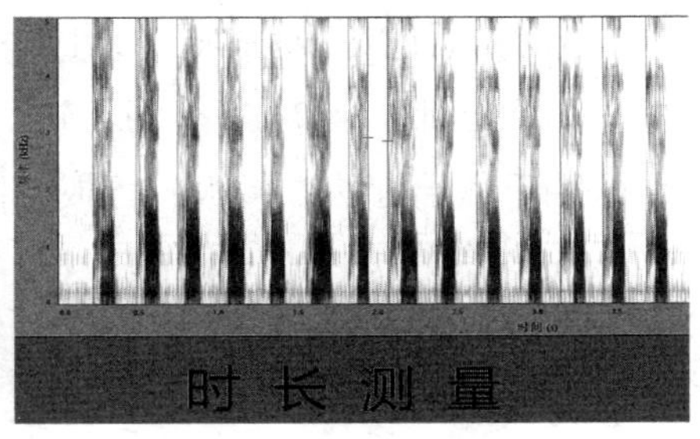

B. 测量界面

图 1-10 言语障碍测量仪软件

可借助该设备进行言语韵律功能精准评估，并得出数据分析报告，为详细填写患者的构音语音功能评估表提供定量的数据，从而为矫治方案的制订提供依据。在口腔轮替功能评估中，可进行浊音时长、音节时长、停顿时长、言语速率、浊音速率的测量，评估患者连续产生无意义音节的语速和流利性功能。在连续语音能力评估中，可进行音节时长、停顿时长、言语速率、构音速率的测量，评估患者连续语音产生的语速和流利性功能；可进行幅度标准差、重音音节总时长和重音出现率的测量，评估患者连续语音产生的节律功能；可进行言语基频标准差、言语基频动态范围和基频突变出现率的测量，评估患者连续语音产生的语调功能。

三、言语重读干预仪软件

言语重读干预仪软件是根据重读治疗法的原理设计而成的综合性训练设备，旨在帮助患者在采用正确呼吸方式的前提下，获得良好的音调变化能力，实现流畅的言语和语言韵律，促进呼吸、发声和共鸣三大系统功能的协调，如图 1-11 所示。它主要用于言语韵律障碍的诊断评估，提供言语韵律训练、言语重读干预。

言语重读干预仪软件通过对言语、言语韵律信号进行实时检测处理，用于言语韵律障碍的功能评估与康复训练。它通过实时多维建模技术为言语、构音、语音、鼻音功能检测提供技术参数，用于言语韵律、构音、语音、鼻音障碍的康复训练，可开展：① 超音段音位（升调、降调、升降调）的康复训练；② 字、词、句、段重读的双屏交互式实时反馈训练；③ 采用重读治疗法（慢板、行板、快板）进行言语诱导及言语韵律训练。

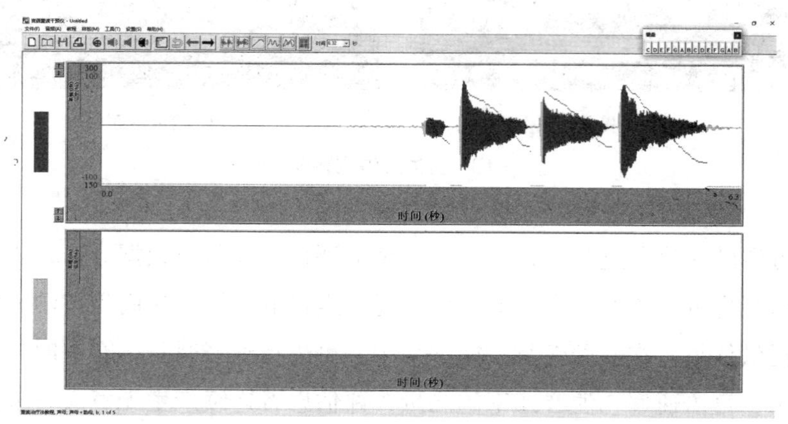

图 1-11 言语重读干预仪软件界面

四、ICF 转换器

ICF 转换器基于 ICF 核心分类组合将言语功能测量评估的结果进行标准化，即对言语嗓音、构音语音、儿童语言、成人语言、认知等模块的定量测量及评估结果进行标准化等级转换，确定患者的言语、语言、认知功能损伤程度，并提供相关功能损伤具体情况的描述，如图 1-12 所示。

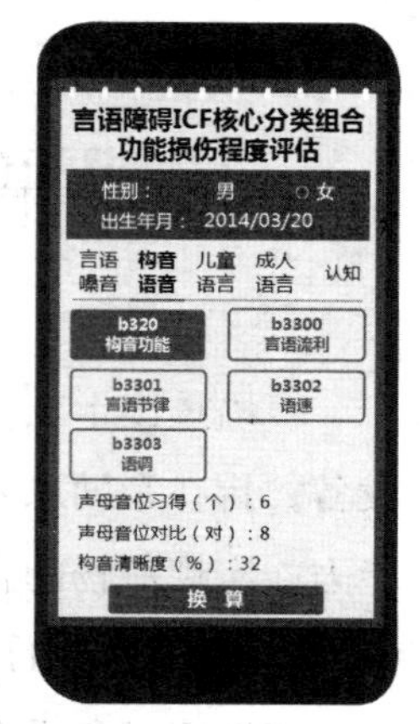

图 1-12 ICF 转换器

本书中，ICF 转换器主要用于对构音语音功能损伤进行标准化等级转换，基于 ICF 核心分类组合 b320 构音功能、b330 言语的流利性和节律功能（b3300 言语流利、b3301 言语节律、b3302 语速和 b3303 语调）对患者的口部运动功能、构音能力和言语韵律功能进行损伤程度的判定，以及对功能损伤的具体问题进行描述，如表 1-1 所示。

表 1-1 ICF 转换原理

言语韵律功能测量（定量）——➤ ICF 功能损伤程度（定性）

领域	内容	测量参数	身体功能	无损伤	轻度损伤	中度损伤	重度损伤	完全损伤
				0	1	2	3	4
言语韵律 47岁	流利性	/pɑ/ 音节时长	b3300 言语流利	154—270	122—153	82—121	8—81	0—7
		……		……				
	言语节律	幅度标准差	b3301 言语节律	10.2—11.0	8.1—10.1	5.4—8.0	0.5—5.3	0.0—0.4
		……		……				
	语速	言语速率	b3302 语速	2.9—4.7	2.3—2.8	1.5—2.2	0.2—1.4	0.1—0.1
		……		……				
	语调	基频标准差	b3303 语调	34.8—37.7	27.5—34.4	18.5—27.4	1.8—18.4	0.0—1.7
		……		……				
4岁	5岁	6岁	7岁	8岁	……	47岁	……	

2

第二章

ICF 框架下的运动性言语障碍构音语音功能评估

本章主要介绍如何在 ICF 框架下对运动性言语障碍患者进行构音语音功能评估。首先重点讲述构音语音功能精准评估的方法和技术；其次讲解如何将构音语音功能精准评估结果转换为 ICF 限定值并得出 ICF 构音语音功能评估表；最后对如何根据评估结果制订构音语音治疗计划进行简单介绍。

构音语音功能的精准评估

构音语音功能的精准评估主要包括构音能力精准评估、口部运动功能精准评估以及言语韵律功能精准评估。针对初次就诊的患者，康复师应在进行精准评估之前首先采集患者的基本信息。

一、患者基本信息

可通过询问家属或监护人患者的疾病史、家族史、康复史并查阅患者的诊断、手术或药物治疗、运动康复等方面的病历资料来收集患者的基本信息；还可通过与患者进行简单的会话沟通，初步了解患者的能力状况，在此基础上填写患者基本信息表，如表 2-1 所示。

表 2-1　患者基本信息表

患者信息

姓　名：谭某某　出生日期：1973 年 6 月 19 日　性别：□男　☑女

检查者：张某某　评估日期：2018 年 8 月 3 日　编号：______

类　型：□智障____　□听障____　□脑瘫____　□孤独症____　□发育迟缓____

□失语症______　☑神经性言语障碍（构音障碍）痉挛型

□言语失用症______　□其他______

主要交流方式：☑口语　□图片　☑肢体动作　□基本无交流

听力状况：☑正常　□异常　听力设备：□人工耳蜗　□助听器　补偿效果______

进食状况：较少咀嚼，软食，吞咽功能差，口腔残渣残留。

言语、语言、认知状况：言语可懂度较差，鼻音亢进、声音粗糙、硬起音，声韵母构音不清。

口部触觉感知状况：口内及唇周触觉感知较差。

二、构音语音功能精准评估

（一）构音能力精准评估

构音能力评估采用黄昭鸣和韩知娟博士设计的构音词表[①]来进行，如表 2-2 所示，该表主要用于评估患者清晰发音的能力，可评价 21 个声母及 38 个最小语音对的构音情况。测验材料包含 52 个单音节词，每一个词都有配套的图片，要求患者每个音发 3 遍（具体使用指南见附录 1）。整个音节的发音时间及音节之间的间隔都约为 1 秒。为诱导出自发语音，康复师可以采用提问、提示或模仿的形式，要求患者说出该图片所表达的词。

测试完前 21 个词时，可根据患者能力情况确定是否进行后面的测试，若患者前 21 个词的正确数目超过一半可选择继续测试，若患者前 21 个词的正确数目低于一半则可选择结束本次测试。

在获得患者的语音后，应对其进行主观分析。主观分析法主要是通过评估者的听觉感知来判断患者构音的正误，记录 3 次发音中较为稳定的听觉感知结果。

表 2-2　音位获得评估记录表示例

序号	词	目标音	序号	词	目标音	序号	词	目标音	序号	词	目标音
1	包	b	14	吸	x　i	27	壳	k	40	一	i
	bāo	m		xī	⊗　⊗		ké	h		yī	√
2	抛	p	15	猪	zh	28	纸	zh	41	家	ia
	pāo	√		zhū	⊗		zhǐ	⊗		jiā	⊗
3	猫	m	16	出	ch	29	室	sh	42	浇	iao
	māo	√		chū	⊗		shì	⊗		jiāo	⊗
4	飞	f	17	书	sh	30	字	z	43	乌	u
	fēi	b		shū	⊗		zì	⊗		wū	⊗

① 黄昭鸣，朱群怡，卢红云 . 言语治疗学 [M]. 上海：华东师范大学出版社，2017：333-381.

续表

<table>
<tr><th>序号</th><th>词</th><th>目标音</th><th>序号</th><th>词</th><th>目标音</th><th>序号</th><th>词</th><th>目标音</th><th>序号</th><th>词</th><th>目标音</th></tr>
<tr><td rowspan="2">5</td><td>刀</td><td>d</td><td rowspan="2">18</td><td>肉</td><td>r</td><td rowspan="2">31</td><td>刺</td><td>c</td><td rowspan="2">44</td><td>雨</td><td>ü</td></tr>
<tr><td>dāo</td><td>n</td><td>ròu</td><td>⊗</td><td>cì</td><td>⊗</td><td>yǔ</td><td>⊗</td></tr>
<tr><td rowspan="2">6</td><td>套</td><td>t</td><td rowspan="2">19</td><td>紫</td><td>z</td><td rowspan="2">32</td><td>蓝</td><td>an</td><td rowspan="2">45</td><td>椅</td><td>i</td></tr>
<tr><td>tào</td><td>√</td><td>zǐ</td><td>⊗</td><td>lán</td><td>√</td><td>yǐ</td><td>⊗</td></tr>
<tr><td rowspan="2">7</td><td>闹</td><td>n</td><td rowspan="2">20</td><td>粗</td><td>c</td><td rowspan="2">33</td><td>狼</td><td>ang</td><td rowspan="2">46</td><td>鼻</td><td>i</td></tr>
<tr><td>nào</td><td>√</td><td>cū</td><td>⊗</td><td>láng</td><td>an</td><td>bí</td><td>⊗</td></tr>
<tr><td rowspan="2">8</td><td>鹿</td><td>l</td><td rowspan="2">21</td><td>四</td><td>s</td><td rowspan="2">34</td><td>心</td><td>in</td><td rowspan="2">47</td><td>蛙</td><td>一</td></tr>
<tr><td>lù</td><td>⊗</td><td>sì</td><td>⊗</td><td>xīn</td><td>⊗</td><td>wā</td><td>√</td></tr>
<tr><td rowspan="2">9</td><td>高</td><td>g</td><td rowspan="2">22</td><td>杯</td><td>b</td><td rowspan="2">35</td><td>星</td><td>ing</td><td rowspan="2">48</td><td>娃</td><td>二</td></tr>
<tr><td>gāo</td><td>⊗</td><td>bēi</td><td>m</td><td>xīng</td><td>√</td><td>wá</td><td>√</td></tr>
<tr><td rowspan="2">10</td><td>铐</td><td>k</td><td rowspan="2">23</td><td>泡</td><td>p</td><td rowspan="2">36</td><td>船</td><td>uan</td><td rowspan="2">49</td><td>瓦</td><td>三</td></tr>
<tr><td>kào</td><td>h</td><td>pào</td><td>√</td><td>chuán</td><td>⊗</td><td>wǎ</td><td>√</td></tr>
<tr><td rowspan="2">11</td><td>河</td><td>h</td><td rowspan="2">24</td><td>稻</td><td>d</td><td rowspan="2">37</td><td>床</td><td>uang</td><td rowspan="2">50</td><td>袜</td><td>四</td></tr>
<tr><td>hé</td><td>√</td><td>dào</td><td>n</td><td>chuáng</td><td>⊗</td><td>wà</td><td>√</td></tr>
<tr><td rowspan="2">12</td><td>鸡</td><td>j　i</td><td rowspan="2">25</td><td>菇</td><td>g</td><td rowspan="2">38</td><td>拔</td><td>a</td><td rowspan="2">51</td><td>酪</td><td>l</td></tr>
<tr><td>jī</td><td>⊖　⊗</td><td>gū</td><td>⊗</td><td>bá</td><td>√</td><td>lào</td><td>⊗</td></tr>
<tr><td rowspan="2">13</td><td>七</td><td>q</td><td rowspan="2">26</td><td>哭</td><td>k</td><td rowspan="2">39</td><td>鹅</td><td>e</td><td rowspan="2">52</td><td>入</td><td>r</td></tr>
<tr><td>qī</td><td>⊗</td><td>kū</td><td>h</td><td>é</td><td>√</td><td>rù</td><td>⊗</td></tr>
</table>

记录说明：正确，“√”；歪曲，“⊗”；遗漏，“⊖”；替代，记实发音。

1. 音位获得分析

将患者的音位获得结果与声母音位获得顺序进行对比，可以观察出患者当前本应获得却损伤的音位，如表2-3所示。对于运动性言语障碍患者而言，该声母音位获得顺序是对患者发出目标音的难易程度的排序，要求遵循由易至难的训练原则来制订构音语音训练的目标和训练方案。

表 2-3 声母音位获得评估分析表示例

声母	声母音位获得与否	受损状况
b		m
m	√	
d		n
h	√	
p	√	
t	√	
g		⊗
k		h
n	√	
f		b
j		⊖
q		⊗
x		⊗
l		⊗
z		⊗
s		⊗
r		⊗
c		⊗
zh		⊗
ch		⊗
sh		⊗
声母音位获得个数	5 /（21 个）	

2. 音位对比分析

根据音位的评判结果，可以完成音位对比评估记录表，如表 2-4 所示，进一步考察患者汉语中 19 项音位对比、38 对最小音位对（包括 25 对声母音位对、10 对韵母音位对和 3 对声调音位对）的受损情况。[①②] 通过最小语音对的比较，给出对比结果：若同一语音对中的两个音位发音均正确，则认为该语音对已经获得，记为 1 分；若同一语音对的两个音位中有一个音位发音错误，则认为该语音对受损，记为 0 分。例如，语音对序号 1 中，/b/ 和 /p/ 若同时正确，则记为 1 分，若有一个错误则记为 0 分。

表 2-4 音位对比评估记录表

一、声母音位对比（10 项）						
C1. 送气塞音与不送气塞音（替代）(Aspirating or not)						
语音对序号	最小音位对比	卡片编号	目标音	实发音	对比结果	错误走向
1 双唇音	送气	2	p			□1 □2 □3
	不送气	1	b			
2 舌尖中音	送气	6	t			□1 □2 □3
	不送气	24	d			
3 舌根音	送气	26	k			□1 □2 □3
	不送气	25	g			
错误走向：1. 送气化，送气音替代不送气音。2. 替代送气*，不送气音替代送气音。3. 其他。						
C2. 送气塞擦音与不送气塞擦音（替代）(Aspirating or not)						
语音对序号	最小音位对比	卡片编号	目标音	实发音	对比结果	错误走向
4 舌面音	送气	13	q			□1 □2 □3
	不送气	12	j			
5 舌尖后音	送气	16	ch			□1 □2 □3
	不送气	15	zh			
6 舌尖前音	送气	31	c			□1 □2 □3
	不送气	30	z			
错误走向：1. 送气化，送气音替代不送气音。2. 替代送气*，不送气音替代送气音。3. 其他。						

① 黄昭鸣，朱群怡，卢红云．言语治疗学 [M]. 上海：华东师范大学出版社，2017：333-381.
② 韩知娟．普通话言语的发展：言语清晰度、音位对比及声学特征 [D]. 上海：华东师范大学，2005.

续表

C3. 塞音与擦音（替代）(Stopping or not)						
语音对序号	最小音位对比	卡片编号	目标音	实发音	对比结果	错误走向
7 舌根音	塞音	27	k			□1 □2 □3
	擦音	11	h			
8 唇音	塞音	22	b			□1 □2 □3
	擦音	4	f			
错误走向：1. 塞音化*，塞音替代擦音。2. 替代塞音，擦音替代塞音。3. 其他。						
C4. 塞擦音与擦音（替代）(Affricate or not)						
语音对序号	最小音位对比	卡片编号	目标音	实发音	对比结果	错误走向
9 舌面音	塞擦音	12	j			□1 □2 □3
	擦音	14	x			
10 舌尖后音	塞擦音	15	zh			□1 □2 □3
	擦音	17	sh			
11 舌尖前音	塞擦音	30	z			□1 □2 □3
	擦音	21	s			
错误走向：1. 塞擦音化，塞擦音替代擦音。2. 替代塞擦音，擦音替代塞擦音。3. 其他。						
C5. 塞音与鼻音（替代）(Nasalization or not)						
语音对序号	最小音位对比	卡片编号	目标音	实发音	对比结果	错误走向
12 双唇音	塞音	1	b			□1 □2 □3
	鼻音	3	m			
13 舌尖中音	塞音	24	d			□1 □2 □3
	鼻音	7	n			
错误走向：1. 鼻音化，鼻音替代塞音。2. 替代鼻音，塞音替代鼻音。3. 其他。						
C6. 擦音与无擦音（遗漏）(/h/ Deletion)						
语音对序号	最小音位对比	卡片编号	目标音	实发音	对比结果	错误走向
14 舌根音	擦音	11	h			□1 □2 □3
	无擦音	39	无擦音			
错误走向：1. 声母 /h/ 遗漏*。2. 其他。						

续表

C7. 不同构音部位的送气塞音（替代）(Fronting or backward)						
语音对序号	最小音位对比	卡片编号	目标音	实发音	对比结果	错误走向
15 送气塞音	双唇音	23	p			□1 □2 □3
	舌尖中音	6	t			
16 送气塞音	双唇音	23	p			□1 □2 □3
	舌根音	10	k			
17 送气塞音	舌尖中音	6	t			□1 □2 □3
	舌根音	10	k			
错误走向：1. 前进化*，舌尖中音前进化，舌根音前进化。2. 退后化，舌尖中音退后化，双唇音退后化。3. 其他。						
C8. 不同构音部位的不送气塞音（替代）(Fronting or backward)						
语音对序号	最小音位对比	卡片编号	目标音	实发音	对比结果	错误走向
18 不送气塞音	双唇音	1	b			□1 □2 □3
	舌尖中音	5	d			
19 不送气塞音	双唇音	1	b			□1 □2 □3
	舌根音	9	g			
20 不送气塞音	舌尖中音	5	d			□1 □2 □3
	舌根音	9	g			
错误走向：1. 前进化*，舌尖中音前进化，舌根音前进化。2. 退后化，舌尖中音退后化，双唇音退后化。3. 其他。						
C9. 舌尖前音与舌尖后音（替代）(Retroflex or not)						
语音对序号	最小音位对比	卡片编号	目标音	实发音	对比结果	错误走向
21 不送气塞擦音	舌尖后音	28	zh			□1 □2 □3
	舌尖前音	19	z			
22 送气塞擦音	舌尖后音	16	ch			□1 □2 □3
	舌尖前音	20	c			
23 擦音	舌尖后音	29	sh			□1 □2 □3
	舌尖前音	21	s			
错误走向：1. 卷舌化，舌尖后音替代舌尖前音。2. 替代卷舌*，舌尖前音替代舌尖后音。3. 其他。						

续表

C10. 不同构音方式与部位的浊音（替代）						
语音对序号	最小音位对比	卡片编号	目标音	实发音	对比结果	错误走向
24 浊音	鼻音	7	n			□1 □2 □3
	边音	51	l			
错误走向：1. 边音化，边音替代鼻音。2. 鼻音化，鼻音替代边音。3. 前进化：舌尖。						
25 浊音	舌尖后音	52	r			□1 □2 □3
	舌尖中音	8	l			
错误走向：1. 边音化，边音替代鼻音。2. 其他。						
二、韵母音位对比（6 项）						
V1. 前鼻韵母与后鼻韵母（替代）(Fronting or backward)						
语音对序号	最小音位对比	卡片编号	目标音	实发音	对比结果	错误走向
26 开口呼	前鼻韵母	32	an			□1 □2 □3
	后鼻韵母	33	ang			
27 齐齿呼	前鼻韵母	34	in			□1 □2 □3
	后鼻韵母	35	ing			
28 合口呼	前鼻韵母	36	uan			□1 □2 □3
	后鼻韵母	37	uang			
错误走向：1. 鼻韵母前进化*，后鼻韵母前进化。2. 鼻韵母退后化，前鼻韵母退后化。3. 其他。						
V2. 鼻韵母与无鼻韵母（遗漏）(Nasal deletion)						
语音对序号	最小音位对比	卡片编号	目标音	实发音	对比结果	错误走向
29 齐齿呼	前鼻韵母	34	in			□1 □2 □3
	无鼻韵母	14	i			
30 齐齿呼	后鼻韵母	35	ing			□1 □2 □3
	无鼻韵母	14	i			
错误走向：1. 鼻韵母遗漏*。2. 其他。						
V3. 三元音、双元音与单元音（遗漏）(Vowel deletion)						
语音对序号	最小音位对比	卡片编号	目标音	实发音	对比结果	错误走向
31 双元音	三元音	42	iao			□1 □2 □3
	双元音	41	ia			
32 单元音	双元音	41	ia			□1 □2 □3
	单元音	12	i			
错误走向：1. 韵母遗漏*。2. 其他。						

续表

V4. 前元音与后元音（替代）(Fronting or backward)						
语音对序号	最小音位对比	卡片编号	目标音	实发音	对比结果	错误走向
33 高元音	前元音	40	i			□1 □2 □3
	后元音	43	u			
错误走向：1. 单元音前进化*，后元音前进化。2. 单元音退后化，前元音退后化。3. 其他。						
V5. 高元音与低元音（替代）(Upward or downward)						
语音对序号	最小音位对比	卡片编号	目标音	实发音	对比结果	错误走向
34 前中元音	高元音	46	i			□1 □2 □3
	低元音	38	ɑ			
错误走向：1. 单元音升高化*，低元音升高化。2. 单元音下降化，高元音下降化。3. 其他。						
V6. 圆唇音与非圆唇音（替代）(Retroflex or not)						
语音对序号	最小音位对比	卡片编号	目标音	实发音	对比结果	错误走向
35 前高元音	圆唇音	44	yu			□1 □2 □3
	非圆唇音	45	yi			
错误走向：1. 圆唇化，圆唇音替代非圆唇音。2. 替代圆唇*，非圆唇音替代圆唇音。3. 其他。						
三、声调音位对比（3 项）						
T1. 一声与二声（替代）(The second tone or not)						
语音对序号	最小音位对比	卡片编号	目标音	实发音	对比结果	错误走向
36 一、二声	一声	47	一			□1 □2 □3
	二声	48	二			
错误走向：1. 二声化，二声替代一声。2. 替代二声*，一声替代二声。3. 其他。						
T2. 一声与三声（替代）(The third tone or not)						
语音对序号	最小音位对比	卡片编号	目标音	实发音	对比结果	错误走向
37 一、三声	一声	47	一			□1 □2 □3
	三声	49	三			
错误走向：1. 三声化，三声替代一声。2. 替代三声*，一声替代三声。3. 其他。						

续表

<table>
<tr><th colspan="7">T3. 一声与四声（替代）(The fourth tone or not)</th></tr>
<tr><th>语音对序号</th><th>最小音位对比</th><th>卡片编号</th><th>目标音</th><th>实发音</th><th>对比结果</th><th>错误走向</th></tr>
<tr><td rowspan="2">38
一、四声</td><td>一声</td><td>47</td><td>一</td><td></td><td rowspan="2"></td><td rowspan="2">□1 □2 □3</td></tr>
<tr><td>四声</td><td>50</td><td>四</td><td></td></tr>
<tr><td colspan="7">错误走向：1. 四声化，四声替代一声。2. 替代四声*，一声替代四声。3. 其他。</td></tr>
</table>

注：表中*代表常见问题。

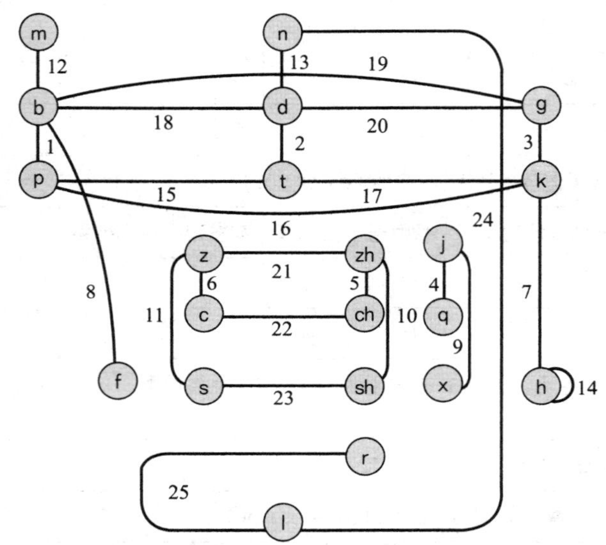

图 2-1 声母音位矩阵图（声母音位对有 25 对，序号：1—25）

将音位对比结果与最小音位对比获得顺序进行比较，记录患者最小音位对的受损状况，如表 2-5 所示。该表提示了训练过程中应遵循的顺序，有助于设置合理的康复目标和训练内容。

表 2-5 音位对比评估分析表示例

获得对数		最小音位对
C6	√	擦音与无擦音（1 对）
V4		前元音与后元音（1 对）
V5	√	高元音与低元音（1 对）

续表

获得对数		最小音位对
V6		圆唇音与非圆唇音（1 对）
T1	√	一声与二声（1 对）
T3	√	一声与四声（1 对）
V3		三、双、单元音（2 对）
C7		不同构音部位的送气塞音（3 对）
C1		送气塞音与不送气塞音*（3 对）
C3		塞音与擦音（2 对）
C5		塞音与鼻音（2 对）
C8		不同构音部位的不送气塞音（3 对）
C2		送气塞擦音与不送气塞擦音*（3 对）
V1		前鼻韵母与后鼻韵母*（3 对）
V2		鼻韵母与无鼻韵母（2 对）
C4		塞擦音与擦音*（3 对）
T2	√	一声与三声（1 对）
C9		舌尖前音与舌尖后音*（3 对）
C10		不同构音方式与部位的浊音（2 对）

注：*为核心音位对。

3. 构音清晰度分析

将声母、韵母、声调音位对比的得分进行计算，即可得到构音清晰度得分。将计算结果填入构音清晰度及其分析表，如表 2-6 所示，与构音清晰度的参考标准进行比较，如果发现患者整体构音清晰度低于同龄水平，则说明存在构音障碍，需要及时进行干预。

表 2-6　构音清晰度及其分析表示例

声母音位对比			韵母音位对比			声调音位对比		
语音对序号		最小音位对比得分	语音对序号		最小音位对比得分	语音对序号		最小音位对比得分
1	送气塞音与不送气塞音	0 /（3 对）	11	前鼻韵母与后鼻韵母	0 /（3 对）	17	一声与二声	1 /（1 对）

续表

声母音位对比			韵母音位对比			声调音位对比		
语音对序号		最小音位对比得分	语音对序号		最小音位对比得分	语音对序号		最小音位对比得分
2	送气塞擦音与不送气塞擦音	0 /（3 对）	12	鼻韵母与无鼻韵母	1 /（2 对）	18	一声与三声	1 /（1 对）
3	塞音与擦音	0 /（2 对）	13	三元音、双元音与单元音	0 /（2 对）	19	一声与四声	1 /（1 对）
4	塞擦音与擦音	0 /（3 对）	14	前元音与后元音	0 /（1 对）	声调音位对比合计		3 /（3 对）
5	塞音与鼻音	0 /（2 对）	15	高元音与低元音	1 /（1 对）			
6	擦音与无擦音	1 /（1 对）	16	圆唇音与非圆唇音	0 /（1 对）			
7	不同构音部位的送气塞音	1 /（3 对）	韵母音位对比合计		2 /（10 对）			
8	不同构音部位的不送气塞音	0 /（3 对）						
9	舌尖前音与舌尖后音	0 /（3 对）						
10	不同构音方式与部位的浊音	0 /（2 对）						
声母音位对比合计		2 /（25 对）						
构音清晰度（%）：7 /38（对）= 18.42%								

（二）口部运动功能精准评估

下颌、唇、舌、软腭是主要的构音器官，其运动异常会直接影响言语的清晰度和可懂度，因此对下颌、唇、舌和软腭的感觉和运动功能进行评估十分必要。口部运动功能评估主要包括感觉功能、下颌运动功能、唇运动功能和舌运动功能四个部分，每个部分又包括多个评估子项目，每个评估的子项目都按障碍程度由轻到重的顺序分成 0—4 级，如表 2-7 所示，评估的分级标准具体参见附录 2。① 口部感觉指口部感受器对环境刺激的反应，它是口部运动发育的前提，评估项目涉及颊部、鼻部、唇部、牙龈、硬腭、舌前、舌中、舌后触觉反应。② 而下颌、唇、舌运动功能评估的目的是判断这些构音器官在自然放松状态下、模仿口部运动状态下、言语状态下的生理运动是否正确，判断运动异常的类型，分析导致运动异常的原因，从而为治疗提供依据。

表 2-7　口部运动功能评估表示例

感觉功能		下颌运动功能		唇运动功能		舌运动功能			
项目	得分	项目	得分	项目	得分	项目	得分	项目	得分
颊部触觉反应	3/4	自然状态	2/4	自然状态	2/4	自然状态	2/4	舌尖左右交替	1/4
鼻部触觉反应	3/4	咬肌肌力	2/4	流涎	2/4	舌肌力检查	1/4	舌尖前后交替	1/4
唇部触觉反应	2/4	向下运动	3/4	唇面部肌力	2/4	舌尖前伸	2/4	舌尖上下交替	1/4
牙龈触觉反应	2/4	向上运动	1/4	展唇运动	3/4	舌尖下舔颌	1/4	马蹄形上抬模式	1/4
硬腭触觉反应	1/4	向左运动	1/4	圆唇运动	2/4	舌尖上舔唇	1/4	舌两侧缘上抬模式	1/4
舌前部触觉反应	1/4	向右运动	1/4	圆展交替运动	2/4	舌尖上舔齿龈	1/4	舌前部上抬模式	1/4
舌中部触觉反应	1/4	前伸运动	1/4	唇闭合运动	2/4	舌尖上舔硬腭	1/4	舌后部上抬模式	1/4

① 卢红云，黄昭鸣 . 口部运动治疗学 [M]. 上海：华东师范大学出版社，2010：4.

② 潘雪珂 . 口部感觉－运动评估表的编制及其在脑瘫儿童中的应用 [D]. 上海：华东师范大学，2017.

续表

感觉功能		下颌运动功能		唇运动功能		舌运动功能			
项目	得分	项目	得分	项目	得分	项目	得分	项目	得分
舌后部触觉反应（呕吐反射）	1/4	上下连续运动	1/4	唇齿接触运动	1/4	舌尖左舔嘴角	1/4		
		左右连续运动	1/4			舌尖右舔嘴角	1/4		
感觉功能总分	43.8%（14/32）	下颌运动功能总分	36.1%（13/36）	唇运动功能总分	50%（16/32）	舌运动功能总分		28.1%（18/64）	
口部运动功能总分		37.2%（61/164）							

（三）言语韵律功能精准评估

1. 口腔轮替运动功能测量参数

采用无意义音节连续重复（/pa/、/ta/、/ka/）、切换（/pata/、/paka/、kata/）、轮替（/pataka/）的形式来评估连续音节产生的流利性和语速功能。言语流利性一般理解为说话的“自然、从容、流畅”，有广义和狭义之分：广义上是言语水平的总称；狭义上强调言语时的语速，即言语行为的表现。[①] 本书中我们更多的是从狭义的功能方面考查。考查狭义流利性和语速的指标主要是时间性指标，如音节时长、言语速率等。[②]

通过分析无意义音节连续重复、切换或轮替的浊音时长、音节时长和停顿时长，可以了解患者产生流利的连续音节的能力。浊音时长是指无意

① Lennon P. Investigating Fluency in EFL：A Quantitative Approach [J]. Language Learning, 1990, 40（3）: 387−417.

② Shirberg, Elizabeth. Preliminaries to A Theory of Speech Disfluencies [D]. Berkeley: University of California, 1994 .

义音节连续重复、切换或轮替的样本中浊音段的总时长。神经性言语障碍患者在连续重复、切换或轮替发音时可能会出现声、韵母省略或韵母延长等现象，汉语普通话中声母大部分为清音，而韵母均为浊音，因此测量浊音时长是很有必要的。以无意义音节 /pa/ 的连续重复为例，如图 2–2 所示，每个音节的浊音段主要集中于 /a/ 的部分，能量相对较为集中，也就是语谱图中每个音节颜色显示较深的部分，将每个音节浊音段时长相加得到浊音时长。音节时长是指连续发无意义音节时产生一个无意义音节所花费的平均时间。如图 2–2 所示，连续重复发 17 个无意义音节 /pa/ 所花费的时间为 4 s，据此计算产生一个音节所花费的平均时间即音节时长。而停顿时长是指连续产生无意义音节时的无声间隔，即停顿的平均时间。如图 2–2 所示，共出现 16 次无声间隔（即停顿），将所有停顿的时间相加后再除以停顿次数得到停顿的平均时间，即为停顿时长。若患者连续无意义音节产生的浊音时长、音节时长或停顿时长低于或高于同龄者的参考值，说明患者存在连续音节产生的流利性问题。

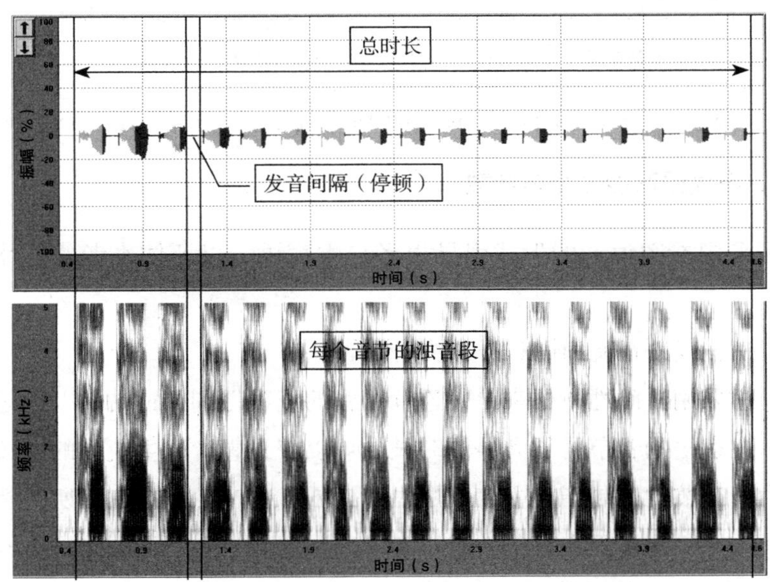

图 2–2 无意义音节 /pa/ 连续重复声波图和语谱图

通过分析无意义音节连续重复、切换或轮替的言语速率和浊音速率可以获悉连续音节产生的语速功能。言语速率是指连续产生无意义音节的单位时间内（包括停顿在内）所产生的无意义音节的音节总数。如图 2-2 所示，连续发音的总时长内所发音节数为 17 个，计算单位时间内所发音节数得到言语速率。而浊音速率是指无意义音节连续重复、切换或轮替的样本中浊音段总时长的单位时间内所产生的无意义音节数。如图 2-2 所示，将每个音节浊音段时长相加得到浊音时长，所发音节数为 17 个，计算浊音时长单位时间内所产生的音节数即为浊音速率。若患者连续无意义音节产生的言语速率或浊音速率低于或高于同龄者，说明患者产生连续音节的语速存在异常。表 2-8 为口腔重复轮替运动的流利性和语速测量表示例。

表 2-8　口腔重复运动的流利性和语速测量表示例（测试形式：重复、切换、轮替）

日期	测试形式	测试音节	音节数（个）	总时长（ms）	停顿次数（次）	总停顿时长（ms）	浊音时长（ms）	音节时长（ms）	停顿时长（ms）	浊音速率（个/s）	言语速率（个/s）
9月3日	重复	/pa/	12	4000	11	1100	2840	330	100	4.23	3
	切换										
	轮替	/pataka/									

注：1. 音节时长 = 总时长 / 音节数；停顿时长 = 总停顿时长 / 停顿次数。
2. 浊音时长 = 所有音节浊音段的总时长。
3. 浊音速率 = 音节数 / 浊音时长（ms）×1000；言语速率 = 音节数 / 总时长（ms）×1000。

2. 连续语音能力测量参数

可采用看图说话的形式引导患者自主言语，以评估患者的连续语音能力。

（1）连续语音流利性和语速功能评估。

同样采用时间性指标来评估连续语音的流利性和语速功能。通过分析患者自主言语的音节时长和停顿时长，可以获悉患者产生流利的连续语音的能力。音节时长是指自主言语样本（句子）中产生一个音节所花费的平均时间。以“图片里有爸爸、妈妈和宝宝”这一自主产生的句子为例，如图 2-3 所示，本句话共 11 个音节，将这句话花费的总时长除以音节数得到音节时长。停顿时长是指自主言语样本（句子）中的发音无声间隔即停顿的平均时间。如图 2-3 所示，共出现 5 次停顿，将所有停顿时间相加后再除以停顿次数得到停顿时长。若患者自主言语时的音节时长或停顿时长低于或高于同龄者的水平，说明患者产生连续语音时存在流利性问题。

通过分析患者自主言语的言语速率和构音速率可以获悉其连续语音产生的语速功能。言语速率是指产生自主言语样本（句子）的单位时间内（包括停顿在内）所产生的音节总数。以“图片里有爸爸、妈妈和宝宝”这一自主产生的句子为例，如图 2–3 所示，句子的总时长内所发音节数为 11 个，计算单位时间内所发音节数得到言语速率。而构音速率指产生自主言语样本（句子）中所有音节的总时长（除停顿以外）的单位时间内所产生的音节数。如图 2–3 所示，将句子的总时长减去所有停顿的时长得到所有音节总时长（即构音时长），计算构音时长单位时间内所发音节数得到构音速率。若患者自主言语的言语速率或构音速率低于或高于同龄者的水平，说明患者连续语音产生的语速功能存在异常。表 2–9 为连续语音流利性和语速功能测量表示例。

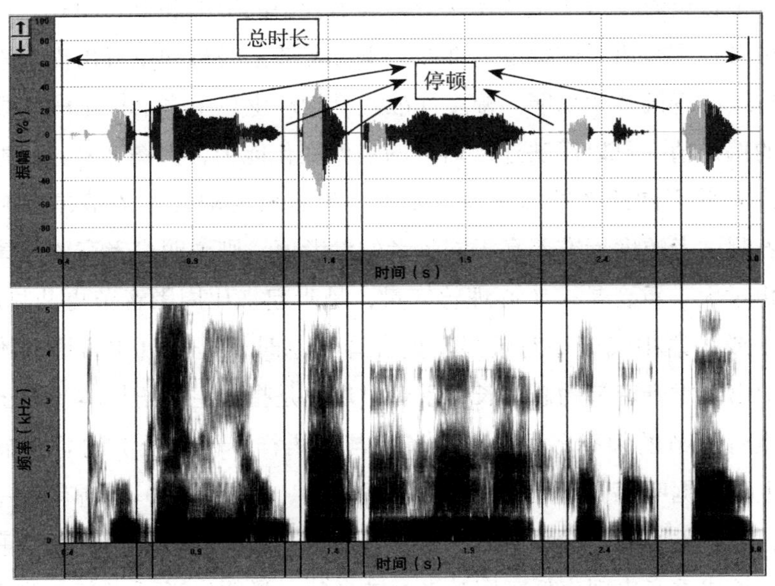

图 2–3　句子“图片里有爸爸、妈妈和宝宝”的声波图和语谱图

表 2-9 连续语音流利性和语速功能测量表示例（测试形式：看图说话）

日期	句子序号	音节数（个）	总时长（ms）	停顿次数（次）	总停顿时长（ms）	构音时长（ms）	音节时长（ms）	停顿时长（ms）	构音速率（个/s）	言语速率（个/s）
9月3日	1	14	7820	4	2620	5200	559	660	2.69	1.79
	2	15	7910	6	2850	5060	527	430	2.96	1.90
	3	13	7970	8	3170	4800	613	396	2.71	1.63
	平均	14	7900	6	2880	5020	564	480	2.79	1.77

注：1. 音节时长 = 总时长 / 音节数；停顿时长 = 总停顿时长 / 停顿次数。
2. 构音时长 = 总时长 − 总停顿时长。
3. 构音速率 = 音节数 / 构音时长（ms）×1000；言语速率 = 音节数 / 总时长（ms）×1000。
4. 最后计算 3 句话的平均值。

（2）连续语音节律功能评估。

自主言语时，节律主要反映为连续语音中的节奏和重音模式。可通过测量患者自主言语时的幅度标准差、重音音节总时长和重音出现率来评估患者连续语音的节律功能。幅度标准差是指产生自主言语样本的连续语流幅度的偏差值，可以反映连续语音的响度变化能力，如图 2-4。若患者幅度标准差低于同龄者的参考值，则说明患者可能缺乏言语节律的响度变化；若测试者幅度标准差高于同龄者的参考值，则说明患者言语节律的响度变化过大。重音是一个心理感知量，是听起来比周围音节更凸显的音，在句子或词语中气流相对较强。重音音节总时长是指自主言语样本（句子）中出现重音音节的总时长；重音出现率是指自主言语样本（句子）中出现重音音节的频率，即重音音节数与言语样本（句子）的总音节数之比。主要根据听感同时结合声波图和语谱图（如图 2-5）判断有哪些重音音节，得到重音音节的总时长、重音音节数和重音出现率。若患者重音音节总时长或重音出现率低于同龄者的参考值，说明患者可能存在重音缺乏的问题；若患者重音音节总时长或重音出现率高于同龄者的参考值，说明测试者可能存在重音过度的问题。表 2-10 为连续语音节律功能测量表示例。

测量报告

（时长：6.80 s；起点：0.14 s；终点：6.94 s）

言语基频（Hz）		言语幅度（dB）	
平均基频：	162.00	平均幅度：	48.00
基频标准差：	39.00	幅度标准差：	7.00
基频有效范围：	156.00［84.00—240.00］	幅度有效范围：	28.00［34.00—62.00］
说话时间：	100.00%	无声时间：	0.00%
浊音时间：	37.03%		
清音时间：	62.97%		

图 2-4　句子“图片里有爸爸、妈妈和宝宝。爸爸在拖地。妈妈在擦玻璃”的基频和强度特征测量报告

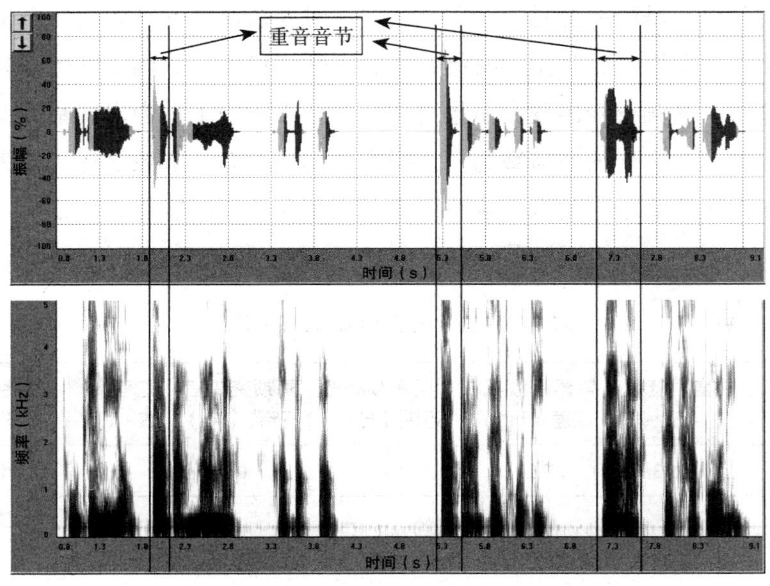

图 2-5　句子“图片里有爸爸、妈妈和宝宝。爸爸在拖地。妈妈在擦玻璃”的声波图和语谱图

表 2-10　连续语音节律功能测量表示例（测试形式：看图说话）

日期	幅度（dB）	幅度标准差（dB）	幅度动态范围（dB）	重音音节总时长（ms）	重音音节数（个）	总音节数（个）	重音出现率（%）
9 月 29 日	49	5	35	1000	7	42	16.7

注：1. 重音出现率（%）= 重音音节数 / 总音节数。
　2. 重音音节总时长 = 所有重音音节时长之和。

（3）连续语音语调功能评估。

自主言语时，语调功能主要表现为连续语音音调模式的调节功能。可通过测量患者自主言语时的言语基频标准差、言语基频动态范围和基频突变出现率来评估患者连续语音的语调功能。言语基频标准差是指产生自主言语样本时连续语流基频的偏差值，言语基频动态范围（有效范围）是指产生自主言语样本时连续语流基频的变化范围，这两者均反映音调的高低起伏变化，体现语调的变化模式（如图 2-4）。若患者言语基频标准差或言语基频动态范围低于或高于同龄者，说明患者可能存在语调单一或变化过大的问题。基频突变是指产生言语样本时连续语流的基频突然发生急剧的变化，主要以听感为主同时结合声波图和语谱图，来确定发生基频突变的音节数。基频突变出现率是指自主言语样本（句子）中出现基频突变的频率，即基频突变的音节数与言语样本（句子）总音节数之比。若患者基频突变出现率高于同龄者，说明患者可能存在语调控制能力异常、语调变化过大。表 2-11 为连续语音语调功能评估表示例。

表 2-11　连续语音语调功能评估表示例

日期	言语基频（Hz）	言语基频标准差（Hz）	言语基频动态范围（Hz）	基频突变音节数（个）	总音节数（个）	基频突变出现率（%）
9月3日	233	23	101	0	42	0

注：基频突变出现率（%）= 基频突变音节数 / 总音节数。

ICF 构音语音功能评估

对患者的构音能力、口部运动功能以及言语韵律功能进行全面而细致的精准评估后，将精准评估结果按照 ICF 限定值的转换形式进行转换，以此来描述 ICF 中与构音语音功能相关的类目（如 b320）的损伤程度，帮助康复师、特教老师和家长全面了解患者的构音语音功能情况，为后续的构音语音治疗提供训练起点。

通过构音能力评估得到声母音位获得、声母音位对比、构音清晰度三个指标的结果；通过口部运动功能评估得到口部感觉、下颌运动、唇运动和舌运动四个指标的结果；通过言语流利和语速功能评估得到口腔轮替运动浊音时长、音节时长、停顿时长、浊音速率、言语速率和连续语音音节时长、停顿时长、言语速率、构音速率等指标；通过言语节律和语调功能评估得到幅度标准差、重音音节总时长、重音出现率等指标以及言语基频标准差、言语基频动态范围、基频突变出现率等指标。将上述指标进行 ICF 转换，可以得到损伤程度及其问题的描述。

以 45 岁脑卒中女性患者谭某为例，将其各项功能的精准评估结果进行 ICF 转换，并填到对应的 ICF 构音语音功能评估表中，如表 2-12。

表 2-12　ICF 构音语音功能评估表示例

身体功能，即人体系统的生理功能损伤程度			无损伤	轻度损伤	中度损伤	重度损伤	完全损伤	未特指	不适用
			0	1	2	3	4	8	9
b320	构音功能（Articulation functions）	声母音位习得（获得）	□	□	□	☑	□	□	□
		声母音位对比	□	□	□	☑	□	□	□
		构音清晰度	□	□	□	☑	□	□	□
		口部感觉	□	□	□	☑	□	□	□

续表

身体功能，即人体系统的生理功能损伤程度				无损伤	轻度损伤	中度损伤	重度损伤	完全损伤	未特指	不适用
				0	1	2	3	4	8	9
b320	构音功能（Articulation functions）		下颌运动	☐	☐	☐	☑	☐	☐	☐
			唇运动	☐	☐	☐	☑	☐	☐	☐
			舌运动	☐	☐	☐	☑	☐	☐	☐
	产生言语声的功能。包含构音清晰功能、构音音位习得（获得）功能。功能受损时表现为痉挛型、运动失调型、弛缓型神经性言语障碍等中枢神经损伤的构音障碍。不包含语言心智功能（b167）、嗓音功能（b310）。									
	信息来源：☑病史 ☐问卷调查 ☑临床检查 ☐医技检查									
	问题描述： 1. 已掌握声母个数为 5 个↓，正常范围是 21 个；声母音位获得能力重度损伤。 2. 已掌握声母音位对 2 对↓，正常范围是 25 对；声母音位对比能力重度损伤。 3. 构音清晰度为 18.42%↓，正常范围≥96%；构音语音能力重度损伤。 4. 口部感觉得分为 43.75%↓；患者没有意识到她正在被刺激，或忽略刺激，或对刺激无反应；口部感觉处于重度损伤。 5. 下颌运动得分为 36.11%↓；努力做目标动作而未成功，用头、眼或其他肢体动作来代偿；下颌运动重度损伤。 6. 唇运动得分为 50%↓；努力做目标动作而未成功，用头、眼或其他肢体动作来代偿；唇运动重度损伤。 7. 舌运动得分为 28.13%↓；努力做目标动作而未成功，用头、眼或其他肢体动作来代偿；舌运动重度损伤。									
				0	1	2	3	4	8	9
b3300	言语流利（Fluency of speech）	口腔轮替运动功能	浊音时长	☐	☐	☑	☐	☐	☐	☐
			音节时长	☐	☐	☑	☐	☐	☐	☐
			停顿时长	☐	☐	☐	☑	☐	☐	☐
		连续语音能力	音节时长	☐	☐	☐	☑	☐	☐	☐
			停顿时长	☐	☐	☐	☑	☐	☐	☐
	包括言语平滑连接的功能，产生流利、无中断的连续言语的功能，功能受损时表现为口吃、迅吃、不流利，声音、词语（音节）或部分词语（音节）的重复，不规则的言语中断等。									
	信息来源：☑病史 ☐问卷调查 ☑临床检查 ☐医技检查									
	问题描述： 1. /pa/ 的浊音时长为 2840 ms↑；无意义音节连续重复发音时存在韵母延长的流利性问题，控制无意义音节连续产生中的浊音时长的能力中度损伤。									

续表

<table>
<tr><td colspan="4">身体功能，即人体系统的生理功能损伤程度</td><td>无损伤</td><td>轻度损伤</td><td>中度损伤</td><td>重度损伤</td><td>完全损伤</td><td>未特指</td><td>不适用</td></tr>
<tr><td colspan="4"></td><td>0</td><td>1</td><td>2</td><td>3</td><td>4</td><td>8</td><td>9</td></tr>
<tr><td>b3300</td><td colspan="10">2. /pa/ 的音节时长为 330 ms ↑；无意义音节连续重复发音时存在发音拖延的流利性问题，控制无意义音节连续产生中的音节时长的能力中度损伤。
3. /pa/ 的停顿时长为 110 ms ↑；无意义音节连续重复发音时存在停顿延长的流利性问题，控制无意义音节连续产生中的停顿时长的能力重度损伤。
4. 连续语音的音节时长为 570 ms ↑；发连续语音时存在发音拖延的流利性问题，控制连续语音产生的音节时长的能力重度损伤。
5. 连续语音的停顿时长为 510 ms ↑；发连续语音时存在停顿延长的流利性问题，控制连续语音产生的停顿时长的能力重度损伤。</td></tr>
<tr><td colspan="4"></td><td>0</td><td>1</td><td>2</td><td>3</td><td>4</td><td>8</td><td>9</td></tr>
<tr><td rowspan="6">b3301</td><td rowspan="3">言语节律（Rhythm of speech）</td><td colspan="2">幅度标准差</td><td>☐</td><td>☐</td><td>☐</td><td>☑</td><td>☐</td><td>☐</td><td>☐</td></tr>
<tr><td colspan="2">重音音节总时长</td><td>☐</td><td>☑</td><td>☐</td><td>☐</td><td>☐</td><td>☐</td><td>☐</td></tr>
<tr><td colspan="2">重音出现率</td><td>☑</td><td>☐</td><td>☐</td><td>☐</td><td>☐</td><td>☐</td><td>☐</td></tr>
<tr><td colspan="10">言语中的节奏和重音模式及其模式调节功能。
功能受损时表现为言语节律定型、重复等。</td></tr>
<tr><td colspan="10">信息来源：☑病史 ☐问卷调查 ☑临床检查 ☐医技检查</td></tr>
<tr><td colspan="10">问题描述：
1. 幅度标准差为 5 dB ↓；言语节律的响度变化单一，响度变化的控制能力重度损伤。
2. 重音音节总时长 1000 ms ↓；重音缺乏，重音音节时长的控制能力轻度损伤。
3. 重音出现率 16.7%；言语节律的重音变化无损伤。</td></tr>
<tr><td colspan="4"></td><td>0</td><td>1</td><td>2</td><td>3</td><td>4</td><td>8</td><td>9</td></tr>
<tr><td rowspan="7">b3302</td><td rowspan="4">语速（Speed of speech）</td><td rowspan="2">口腔轮替运动功能</td><td>浊音速率</td><td>☐</td><td>☑</td><td>☐</td><td>☐</td><td>☐</td><td>☐</td><td>☐</td></tr>
<tr><td>言语速率</td><td>☐</td><td>☑</td><td>☐</td><td>☐</td><td>☐</td><td>☐</td><td>☐</td></tr>
<tr><td rowspan="2">连续语音能力</td><td>构音速率</td><td>☐</td><td>☐</td><td>☑</td><td>☐</td><td>☐</td><td>☐</td><td>☐</td></tr>
<tr><td>言语速率</td><td>☐</td><td>☐</td><td>☑</td><td>☐</td><td>☐</td><td>☐</td><td>☐</td></tr>
<tr><td colspan="10">言语产生速率的功能。功能受损时表现为迟语症和急语症等。</td></tr>
<tr><td colspan="10">信息来源：☑病史 ☐问卷调查 ☑临床检查 ☐医技检查</td></tr>
<tr><td colspan="10">问题描述：
1. /pa/ 的浊音速率为 4.23 个 /s ↓；无意义音节连续重复发音时韵母延长导致语速过慢，浊音速率的控制能力轻度损伤。</td></tr>
</table>

续表

<table>
<tr><td colspan="3">身体功能，即人体系统的生理功能损伤程度</td><td>无损伤</td><td>轻度损伤</td><td>中度损伤</td><td>重度损伤</td><td>完全损伤</td><td>未特指</td><td>不适用</td></tr>
<tr><td colspan="3"></td><td>0</td><td>1</td><td>2</td><td>3</td><td>4</td><td>8</td><td>9</td></tr>
<tr><td>b3302</td><td colspan="9">2. /pa/ 的言语速率为 3 个 /s ↓；无意义音节连续重复发音时发音拖延或停顿延长导致语速过慢，言语速率的控制能力轻度损伤。
3. 连续语音的构音速率为 2.79 个 /s ↓；连续语音时发音拖延导致语速过慢，构音速率的控制能力中度损伤。
4. 连续语音的言语速率为 1.77 个 /s ↓；连续语音时发音拖延和 / 或停顿延长，言语速率的控制能力中度损伤。</td></tr>
<tr><td colspan="3"></td><td>0</td><td>1</td><td>2</td><td>3</td><td>4</td><td>8</td><td>9</td></tr>
<tr><td rowspan="6">b3303</td><td rowspan="3">语调
（Melody of speech）</td><td>言语基频标准差</td><td>☐</td><td>☐</td><td>☐</td><td>☑</td><td>☐</td><td>☐</td><td>☐</td></tr>
<tr><td>言语基频动态范围</td><td>☐</td><td>☐</td><td>☐</td><td>☑</td><td>☐</td><td>☐</td><td>☐</td></tr>
<tr><td>基频突变出现率</td><td>☑</td><td>☐</td><td>☐</td><td>☐</td><td>☐</td><td>☐</td><td>☐</td></tr>
<tr><td colspan="9">言语中音调模式的调节功能，包括言语韵律、语调、言语旋律。功能受损时表现为言语平调、音调突变等。</td></tr>
<tr><td colspan="9">信息来源：☑病史 ☐问卷调查 ☑临床检查 ☐医技检查</td></tr>
<tr><td colspan="9">问题描述：
1. 言语基频标准差为 23 Hz ↓；语调单一，连续语音语调变化的控制能力重度损伤。
2. 言语基频动态范围为 101 Hz ↓；语调单一，连续语音语调变化范围的控制能力重度损伤。
3. 基频突变出现率为 0%，连续语音语调控制能力无损伤。</td></tr>
</table>

构音语音治疗计划的制订

根据患者的评估结果来制订本阶段（1—3 个月）的治疗计划。构音功能方面，首先根据患者的接受能力确定本阶段需要训练的音位，针对待训练的音位开展音位诱导、音位获得和音位对比的训练，相对应的训练内容和方法的选择可依患者能力和训练需求、患者程度而定；在口部感觉、下颌、唇和舌运动的方法选择上，主要选取本阶段待训练声母音位和与主要韵母音位最相关且尚未达到正常的口部运动项目。言语韵律功能方面，根据患者的评估结果所说明的问题选择有针对性的方法。另外，治疗计划的制订还需确定治疗计划实施的人员，并根据患者能力和训练安排来设定本阶段的治疗目标，建议采用 ICF 限定值（即 ICF 损伤程度，分为 0—5 五个等级，依次表示无损伤、轻度损伤、中度损伤、重度损伤和完全损伤）来设定目标。表 2-13 为 ICF 构音语音治疗计划表。

表 2-13　ICF 构音语音治疗计划表

<table>
<tr><th colspan="2">治疗任务</th><th>治疗方法</th><th>康复医师</th><th>护士</th><th>言语治疗师</th><th>特教教师</th><th>初始值</th><th>目标值</th><th>最终值</th></tr>
<tr><td rowspan="3">b320
构音
功能</td><td>声母音位获得</td><td rowspan="3">训练音位：
□ 音位诱导
□ 发音部位
□ 发音方式
□ 音位获得
□ 单音节词
□ 双音节词
□ 三音节词
□ 音位对比
□ 听说对比
□ 言语重读
□ 行板节奏一
□ 言语支持
□ 停顿起音
□ 音节时长
□ 音调、响度变化
□ 语音自反馈</td><td></td><td></td><td></td><td></td><td></td><td></td><td></td></tr>
<tr><td>声母音位对比</td><td></td><td></td><td></td><td></td><td></td><td></td><td></td></tr>
<tr><td>构音清晰度</td><td></td><td></td><td></td><td></td><td></td><td></td><td></td></tr>
</table>

续表

<table>
<tr><th colspan="3">治疗任务</th><th>治疗方法</th><th>康复医师</th><th>护士</th><th>言语治疗师</th><th>特教教师</th><th>初始值</th><th>目标值</th><th>最终值</th></tr>
<tr><td rowspan="4">b320
构音功能</td><td colspan="2">口部感觉</td><td>□ 改善颊，鼻，唇，牙龈，硬腭，舌前、中、后部感觉</td><td></td><td></td><td></td><td></td><td></td><td></td><td></td></tr>
<tr><td colspan="2">下颌运动</td><td>□ 提高咬肌肌力
□ 提高下颌向下、上、左、右运动能力
□ 提高下颌前伸运动能力
□ 提高下颌上下、左右连续运动能力</td><td></td><td></td><td></td><td></td><td></td><td></td><td></td></tr>
<tr><td colspan="2">唇运动</td><td>□ 改善流涎、唇面部肌力
□ 提高展、圆、圆展交替运动能力
□ 提高唇闭合运动能力
□ 提高唇齿接触运动能力</td><td></td><td></td><td></td><td></td><td></td><td></td><td></td></tr>
<tr><td colspan="2">舌运动</td><td>□ 提高舌肌力
□ 提高舌尖前伸运动能力
□ 提高舌尖上舔唇、齿龈、硬腭，舌尖左舔、右舔嘴角运动能力
□ 提高舌尖左右、前后、上下交替运动能力
□ 改善马蹄形、舌两侧缘上抬模式
□ 改善舌前、后部上抬模式</td><td></td><td></td><td></td><td></td><td></td><td></td><td></td></tr>
<tr><td rowspan="5">b3300
言语流利</td><td rowspan="3">口腔轮替运动</td><td>浊音时长</td><td rowspan="3">□ 口腔轮替运动
□ 核心韵母，如：a-i-u
□ 声韵组合，如：pa-ta-ka
□ 语音重复
□ 唱音法
□ 语速控制（节拍器）</td><td></td><td></td><td></td><td></td><td></td><td></td><td></td></tr>
<tr><td>音节时长</td><td></td><td></td><td></td><td></td><td></td><td></td><td></td></tr>
<tr><td>停顿时长</td><td></td><td></td><td></td><td></td><td></td><td></td><td></td></tr>
<tr><td rowspan="2">连续语音能力</td><td>音节时长</td><td rowspan="2">□ 听觉延迟反馈装置（DAF）
□ 语音切换
□ 语音轮替
□ 逐字增加句长法
□ 重读治疗法
（慢板、行板、快板）
□ 韵律语调法（MIT）
□ 吸气停顿
□ 语速控制（节拍器）</td><td></td><td></td><td></td><td></td><td></td><td></td><td></td></tr>
<tr><td>停顿时长</td><td></td><td></td><td></td><td></td><td></td><td></td><td></td></tr>
</table>

续表

<table>
<tr><th colspan="3">治疗任务</th><th>治疗方法</th><th>康复医师</th><th>护士</th><th>言语治疗师</th><th>特教教师</th><th>初始值</th><th>目标值</th><th>最终值</th></tr>
<tr><td rowspan="3">b3301
言语节律</td><td colspan="2">强度标准差</td><td rowspan="3">□ 励一协夫曼治疗法（LSVT）
□ 语音切换
□ 语音轮替
□ 响度梯度训练法
□ 重读治疗法
（慢板、行板、快板）
□ 关键字重音对比</td><td></td><td></td><td></td><td></td><td></td><td></td><td></td></tr>
<tr><td colspan="2">重音音节总时长</td><td></td><td></td><td></td><td></td><td></td><td></td><td></td></tr>
<tr><td colspan="2">重音出现率</td><td></td><td></td><td></td><td></td><td></td><td></td><td></td></tr>
<tr><td rowspan="4">b3302
语速</td><td rowspan="2">口腔轮替运动</td><td>浊音速率</td><td rowspan="2">□ 口腔轮替运动
□ 核心韵母，如：a-i-u
□ 声韵组合，如：pa-ta-ka
□ 语音重复
□ 唱音法
□ 语速控制（节拍器）</td><td></td><td></td><td></td><td></td><td></td><td></td><td></td></tr>
<tr><td>构音速率</td><td></td><td></td><td></td><td></td><td></td><td></td><td></td></tr>
<tr><td rowspan="2">连续语音能力</td><td>言语速率</td><td rowspan="2">□ 听觉延迟反馈装置（DAF）
□ 语音切换
□ 语音轮替
□ 逐字增加句长法
□ 重读治疗法
（慢板、行板、快板）
□ 韵律语调法（MIT）
□ 吸气停顿
□ 语速控制（节拍器）</td><td></td><td></td><td></td><td></td><td></td><td></td><td></td></tr>
<tr><td>构音速率</td><td></td><td></td><td></td><td></td><td></td><td></td><td></td></tr>
<tr><td rowspan="3">b3303
语调</td><td colspan="2">言语基频标准差</td><td rowspan="3">□ 语音切换
□ 语音轮替
□ 音调梯度训练法
□ 重读治疗法
（慢板、行板、快板）
□ 半吞咽法
□ 韵律语调法（MIT）
□ 语调练习</td><td></td><td></td><td></td><td></td><td></td><td></td><td></td></tr>
<tr><td colspan="2">言语基频动态范围</td><td></td><td></td><td></td><td></td><td></td><td></td><td></td></tr>
<tr><td colspan="2">基频突变出现率</td><td></td><td></td><td></td><td></td><td></td><td></td><td></td></tr>
</table>

3

第三章

ICF 框架下的运动性言语障碍治疗及实时监控

本章主要围绕ICF框架下运动性言语障碍治疗的进行和效果监控的实施来展开。首先着重讲解运动性言语障碍治疗的方法和技术，即构音治疗和言语韵律治疗的传统治疗方法、实时反馈治疗技术，并对如何在治疗过程中开展实时监控进行了介绍；其次讲述如何开展ICF构音语音治疗的短期目标监控以及如何填写短期目标监控表，并以案例的形式阐述短期目标监控的临床意义；最后简单介绍ICF运动性言语障碍构音语音疗效的评价。

运动性言语障碍治疗及实时监控

本节所提到的运动性言语障碍治疗主要围绕运动性言语障碍的构音和言语韵律问题展开。构音治疗主要针对异常的声韵母，以声母构音异常的矫治为主。言语韵律治疗主要针对异常的语速（流利性）、节律和语调。二者均可采用传统方法并结合现代化技术开展实时反馈治疗。在开展运动性言语障碍治疗的过程中进行实时监控是极其必要的，可以反映即时的治疗效果，并为日常的家庭康复和后续治疗的开展提供参考。

一、构音治疗及实时监控

（一）构音治疗

1. 构音治疗工具

构音治疗训练主要针对声、韵母构音异常。治疗工具包括言语障碍康复设备（医疗器械分类目录 190104）、构音障碍训练仪或者其他；康复云 – 康复课件 – 言语康复 – 言语构音训练。

2. 构音治疗内容

构音治疗主要以声母构音异常的矫治为主，在开展声母构音训练的同时结合韵母构音训练。针对患者受损的声母音位，按照声母音位获得的难易顺序由易至难并结合其构音部位依次开展构音治疗。每个音位的构音治疗主要包括音位诱导、音位获得和音位对比三个阶段。

（1）音位诱导。

声、韵母的构音异常通常是构音器官的运动异常、协调异常或未理解目标音位的发音特征等原因造成的，因此在进行音位诱导训练时，首先从视觉和听觉通道帮助患者更直观地认识目标音位的发音部位和发音方式，然后借助口部运动治疗方法来帮助患者找到正确的发音部位，建立正确的构音运动并掌握正确的发音方式。① 声母音位诱导可借助的口部运动治疗方法 ② 如表 3-1 所示。针对某一声母音位开展音位诱导训练时可从此表中选择合适的方法填入构音治疗实时监控表（表 3-9）中。另外，在进行声母音位构音训练的同时，可结合韵母音位构音训练（主要针对患者受损的韵母音位开展）以及与主要韵母构音相关的口部运动治疗方法 ③，如表 3-2 所示。

表 3-1 声母音位诱导可借助的口部运动治疗方法

<table>
<tr><th rowspan="2">音位</th><th colspan="4">建立正确的构音运动
（借助口部运动方法）</th><th rowspan="2">增强发音方式
（借助促进治疗法）</th></tr>
<tr><th colspan="2">类别</th><th>主要方法</th><th>辅助方法</th></tr>
<tr><td>/b/</td><td rowspan="3">双唇音</td><td rowspan="3">（1）提高唇肌肌力训练（肌张力过高）
（2）提高唇肌肌力训练（肌张力过低）
（3）唇闭合运动训练</td><td rowspan="3">（1）肌张力过高：按摩面部法
（2）肌张力过低：抵抗法
（3）唇闭合运动训练：夹住压舌板法</td><td rowspan="3">（1）肌张力过高：减少上唇回缩法、减少唇侧向回缩法、减少下唇回缩法
（2）肌张力过低：对捏法、唇部拉伸法、脸部拉伸法
（3）唇闭合运动训练：勺子进食法、唇部按摩法、发咂舌音法、出声吻法</td><td>体会不送气</td></tr>
<tr><td>/p/</td><td>快速用力呼气法</td></tr>
<tr><td>/m/</td><td>啭音法
鼻腔共鸣法</td></tr>
<tr><td>/f/</td><td>唇齿音</td><td>唇齿接触运动训练</td><td>发唇齿音法</td><td></td><td>缓慢平稳呼气法</td></tr>
</table>

① 黄昭鸣，朱群怡，卢红云．言语治疗学 [M]. 上海：华东师范大学出版社，2017：333–381.

② 卢红云，黄昭鸣．口部运动治疗学 [M]. 上海：华东师范大学出版社，2010.

③ 卢红云．韵母构音运动声学特征分析及治疗策略的制定 [D]. 上海：华东师范大学，2011.

续表

音位	建立正确的构音运动（借助口部运动方法）				增强发音方式（借助促进治疗法）
	类别		主要方法	辅助方法	
/d/	舌尖中音	（1）马蹄形上抬运动训练 （2）舌尖上抬与下降运动训练	（1）马蹄形上抬运动训练：压舌板刺激法 （2）舌尖上抬与下降运动训练：舌尖运动法（舌尖运动训练器）	（1）马蹄形上抬运动训练：舌与上齿龈吸吮法、舌与上齿吸吮法、舌尖发音法、按摩刷刺激法、吸管刺激法 （2）舌尖上抬与下降运动训练：舌尖舔物法、舌尖上下运动法、舔硬腭法、压舌尖法、刷舌尖法、舌尖推物法、隆起舌尖法、舌尖侧边推物法	体会不送气
/t/					快速用力呼气法
/n/					啭音法 鼻腔共鸣法
/l/		舌尖上抬与下降运动训练	舌尖运动法（舌尖运动训练器）	舌尖舔物法、舌尖上下运动法、舔硬腭法、压舌尖法、刷舌尖法、舌尖推物法、隆起舌尖法、舌尖侧边推物法	啭音法
/g/	舌根音	舌后部上抬运动训练	舌后位运动训练法（舌后位运动训练器）	敲击舌中线刺激法、发 k 音法	体会不送气
/k/					快速用力呼气法
/h/					缓慢平稳呼气法 气息式发音法 哈欠叹息法
/j/	舌面音	舌前部上抬运动训练	舌前位运动训练法（舌前位运动训练器）	舌前部拱起法、舌体与硬腭吸吮法	体会不送气
/q/					快速用力呼气法
/x/					缓慢平稳呼气法
/zh/	舌尖后音	舌侧缘上抬运动训练	舌侧缘刺激法	向中线压舌法、向下压舌侧缘法、刺激上颚法、食物转送法、臼齿咀嚼法	体会不送气
/ch/					快速用力呼气法
/sh/					缓慢平稳呼气法 气息式发音法
/r/		促进舌后缘上抬训练	刷舌后侧缘法	舌后侧缘上推法、刷舌后侧缘法、舌后侧缘上推法	啭音法
/z/	舌尖前音	提高舌肌肌力训练	舌尖上抬法	推舌法、舌尖后推法、挤舌法、挤推联用法、挤推齿脊法、侧推舌尖法、下压舌尖法、上推舌体法、侧推舌体法、下压舌体法、左右两半上抬法	体会不送气
/c/					快速用力呼气法
/s/					缓慢平稳呼气法 气息式发音法

表 3-2 主要韵母音位诱导可借助的口部运动治疗方法

音位	建立正确的构音运动（借助口部运动方法）			增强发音方式（借助促进治疗法）
	类别	主要方法	辅助方法	
/ɑ/	增强下颌感知觉	指尖控制法	手掌控制法	提高呼吸支持能力、提高呼吸与发声协调性：缓慢平稳呼吸法、唱音法、啭音法等
	下颌运动受限训练	咀嚼法（咀嚼器）	高位抵抗法、高低位交替抵抗法	
	下颌分级控制训练	咀嚼法（咀嚼器）	低位控制法、咬住大物体法、大半开位控制法、小半开位控制法、咬住小物体法、高位控制法、杯子喝水法	
/i/	增强舌感知觉训练	刷舌尖法（舌肌刺激器）	后前刷舌侧缘法、一二三拍打我法、捉迷藏法、舌尖与脸颊相碰法	
	提高咬肌肌力训练	深压咬肌法（指套型乳牙刷）	敲打咬肌法、拉伸咬肌法、振动咬肌法	
	展唇运动训练	模仿大笑	杯子进食法	
	舌向前运动训练	舌尖向上伸展法（舌前位运动训练器）	舌尖向下伸展法、舌尖上卷法、舌尖顶脸颊法、舌尖舔嘴角法、舌尖洗牙外表面法、舌尖洗牙水平面法	
/e/	下颌运动过度训练	低位抵抗法	前位控制法、侧向控制法	
/u/	增强唇感知觉训练	协助指压法	自助指压法、振动法、吸吮法	
	圆唇运动训练	唇运动训练器法	吸管进食法、感觉酸的表情法、吹卷龙法、拉纽扣法、唇操器法、面条练习法	
	舌向后运动训练	深压舌后部法（舌后位运动训练器）	咀嚼刺激法	
/ai/	下颌转换运动训练	低位控制法	咬住大物体法、大半开位控制法、小半开位控制法、咬住小物体法、高位控制法、杯子喝水法	
/iu/	圆展交替运动训练	唇交替运动法	微笑法、亲吻法、皱眉法	

（2）音位获得。

① 模仿复述：音位获得训练在音位诱导训练的基础上，通过大量的练习材料巩固发音，将诱导出的音位进行类化，使患者能够发出含有目标音位的更多有意义的声韵组合和词语。[①] 传统治疗主要通过模仿复述进行，除此之外还可以借助现代化技术进行实时反馈治疗，增强训练的趣味性和有效性。

② 模仿复述和言语支持相结合：在初步获得某一含有目标音位的目标词语后可结合言语支持训练进行实时反馈治疗，一方面进一步巩固词语的习得，另一方面训练患者的言语支持能力。言语支持训练主要包括停顿起音、音节时长以及音调、响度变化训练，以增强患者对呼吸和发声的控制能力。可根据患者的能力或训练目标，选择性地进行某一项或某几项言语支持训练。例如，如果患者音调控制能力有待加强或训练目标是强化患者的音调控制能力，则可选择音调、响度变化训练。运动性言语障碍患者可采用言语障碍测量仪进行言语支持的实时反馈训练。

a. 停顿起音训练：若患者存在停顿起音问题，如发声紧张、说话一字一顿、停顿增多或过长等，则可结合停顿起音训练。

利用言语障碍测量仪声波界面，让患者进行正常吸气起音和深吸气起音的实时视听反馈训练，以提高停顿起音的控制和变化能力，以 /h/ 的单音节词音位获得“哈”为例，如图 3–1 所示。首先进行呼吸放松训练，并通过把手放置在腹部或口前，借助触觉和视觉帮助患者认识正常吸气和深吸气。接着进行正常吸气（/hɑ/– 正常吸气 –/hɑ/）和深吸气（/hɑ/– 深吸气 –/hɑ/）短音训练，并开展实时视听反馈。

对患者进行停顿起音训练时，需填写“构音治疗过程中的实时监控表”中的（C）部分，见表 3–10，进行康复效果监控，对患者习惯吸气时的停顿时长与缓慢吸气（深吸气）时的停顿时长进行比较，一般要求差异大于 10%—20%。以某患者训练结果为例，如表 3–3 所示，训练前患者习惯吸气时的停顿起音时长 1.0 s 与缓慢吸气的停顿起音时长 1.1 s 之间差异较小，训练后差异变大，由 1.1 s 变为 2.9 s，且达到了 10%—20% 的差异，说明该患者停顿起音的控制和变化能力得到了改善和提高。

---

① 黄昭鸣，朱群怡，卢红云．言语治疗学 [M]. 上海：华东师范大学出版社，2017：333–381.

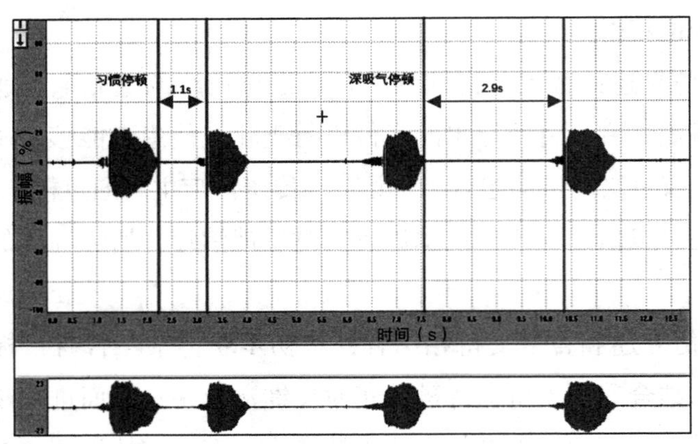

图 3-1 与停顿起音训练结合的起音实时反馈（/ha/ 哈）

表 3-3 构音治疗过程中言语支持实时监控（C）- 停顿起音示例（单位：s）

日期	发音状态	语料	前测		差异	后测		差异
8 月 10 日	停顿起音（习惯 - 缓慢）	/ha/ 哈	1.0	1.1	N	1.1.	2.9	Y
	音节时长（习惯 - 延长）							
	音调变化（习惯 - □高 / □低）							

b. 音节时长训练：若患者呼吸控制能力较弱，如说话时长短，则可结合音节时长训练。

可利用言语障碍测量仪声波界面，让患者进行习惯发音和延长发音的音节时长实时视听反馈训练，以提高呼吸控制的能力，以 /p/ 的单音节词音位获得“爬”为例，如图 3-2 所示。首先进行长音训练，即深吸气后尽可能长和平稳地发 /pa——/；其次进行短音训练，即深吸气后尽可能快地发 /pa pa pa pa…/；最后进行长短交替发音（如 /pa—pa—pa pa/），在训练过程中可进行实时视听反馈训练。

对患者进行音节时长训练时，需填写“构音治疗过程中的实时监控表”中的（C）部分，见表 3-10，进行康复效果监控，对患者习惯发音与延长发音的音节时长进行比较，一般要求差异大于 10%—20%。以某患者训练结果为例，如表 3-4 所示，训练前患者习惯发音的音节时长 0.7 s 与延长发音的音节时长 0.8 s 之间差异较小。训练后差异变大，由 0.7 s 到 1.7 s，且达到了 10%—20% 的差异，说明该患者的呼吸控制能力得到了改善和提高。

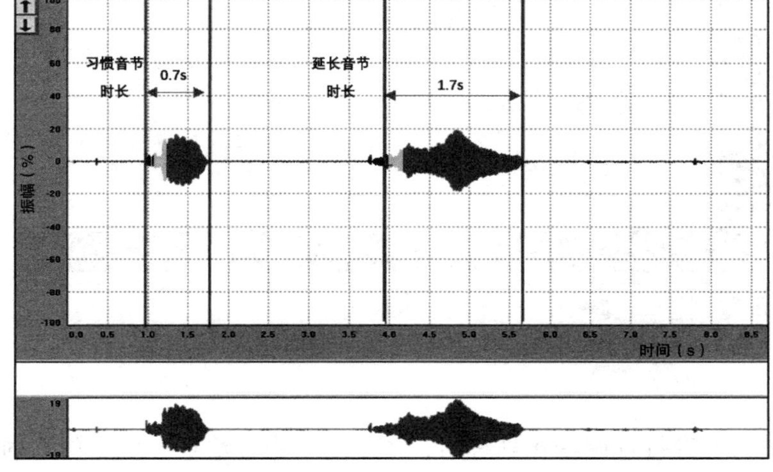

图 3-2　与音节时长训练结合的声时实时反馈（/pa/ 爬）

表 3-4　构音治疗过程中言语支持实时监控（C）- 音节时长示例（单位：s）

日期	发音状态	语料	前测		差异	后测		差异
8 月 10 日	停顿起音（习惯－缓慢）							
	音节时长（习惯－延长）	/pa/ 爬	0.7	0.8	N	0.7	1.7	Y
	音调变化 （习惯－□高 / □低）							

c. 音调、响度变化训练：若患者存在音调或响度问题，如音调过高或过低、响度过大或过小等，则可结合音调、响度变化训练。

可利用言语障碍测量仪基频界面，让患者进行习惯音调和升高 / 降低音调的实时视听反馈训练（若患者音调正常或过低，则进行“习惯音调－升高音调”的训练，按照音调梯度逐级升高音调；若患者音调过高则进行“习惯音调－降低音调”的训练，按照音调梯度逐级降低音调），以提高控制音调变化的能力，以 /d/ 的单音节词音位获得“大”为例，如图 3-3 所示。响度变化训练与音调变化训练类似，可利用言语障碍测量仪强度界面，若患者响度正常或过小，则进行“习惯响度－增加响度”的训练；若患者响度过大，则进行“习惯响度－降低响度”的训练。

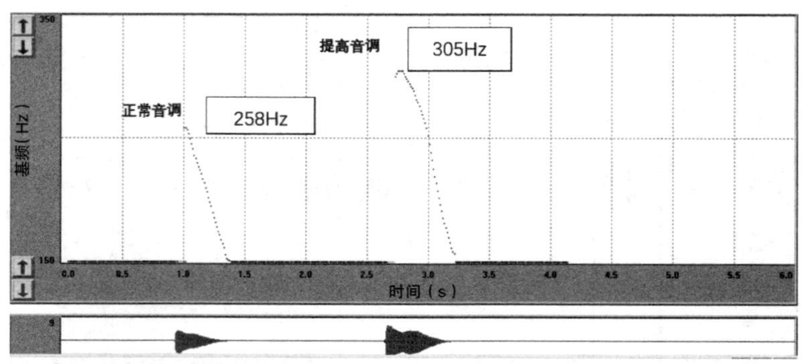

图 3-3　与音调变化训练结合的音调实时反馈（/dɑ/ 大）

对患者进行音调变化训练时，需填写“构音治疗过程中的实时监控表”中的（C）部分，见表 3-10，进行康复效果监控，将患者习惯音调发声的基频与升高或降低音调发声的基频进行比较，一般要求差异大于 10%—20%。以某患者训练结果为例，如表 3-5 所示，训练前患者习惯音调的基频 240 Hz 与提高音调的基频 256 Hz 之间差异较小。训练后差异变大，由 258 Hz 提高到 305 Hz，且达到了 10%—20% 的差异，说明该患者对音调变化的控制能力有所提高。

表 3-5　构音治疗过程中言语支持实时监控（C）- 音调变化示例

日期	发音状态	语料	前测		差异	后测		差异
8 月 10 日	停顿起音（习惯 - 缓慢）							
	音节时长（习惯 - 延长）							
	音调变化（习惯 - ☑高 / □低）	/dɑ/ 大	240 Hz	256 Hz	N	258 Hz	305 Hz	Y

在进行音位获得训练时，需填写“构音治疗过程中的实时监控表”中的（A）部分，见表 3-10，进行康复效果的实时监控。可根据训练内容和患者能力选择效果监控的语料，每个声母首次训练时选择目标声母与核心韵母 /ɑ、i、u/ 组成的声韵组合作为监控语料，后续可根据患者能力情况选择目标声母与开口呼、齐齿呼、合口呼、嘬口呼韵母组成的有代表性的 3—5 个单音节词、双音节词或三音节词。表 3-6 为某患者进行声母 /k/ 的音位获得训练时的实时监控记录表。

表 3-6　构音治疗过程中音位获得实时监控（A）示例

<table>
<tr><th rowspan="2">日期</th><th rowspan="2">阶段</th><th rowspan="2">音位</th><th rowspan="2">声韵组合</th><th colspan="6">音位获得情况</th></tr>
<tr><th>前测</th><th>错误走向</th><th>正确率</th><th>后测</th><th>错误走向</th><th>正确率</th></tr>
<tr><td rowspan="5">8 月
15 日</td><td rowspan="5">二</td><td rowspan="5">k</td><td>卡 /ka/</td><td>100</td><td>/g/</td><td rowspan="5">33.3%</td><td>111</td><td></td><td rowspan="5">73.3%</td></tr>
<tr><td>哭 /ku/</td><td>011</td><td>/g/</td><td>111</td><td></td></tr>
<tr><td>盔 /kui/</td><td>100</td><td>/g/</td><td>101</td><td>/g/</td></tr>
<tr><td>看 /kan/</td><td>010</td><td>/g/</td><td>110</td><td>/g/</td></tr>
<tr><td>空 /kong/</td><td>000</td><td>/g/</td><td>010</td><td>/g/</td></tr>
<tr><td rowspan="5">8 月
16 日</td><td rowspan="5">二</td><td rowspan="5">k</td><td>开关 /kaiguan/</td><td>110</td><td>/g/</td><td rowspan="5">26.7%</td><td>111</td><td></td><td rowspan="5">66.7%</td></tr>
<tr><td>昆虫 /kunchong/</td><td>100</td><td>/g/</td><td>111</td><td></td></tr>
<tr><td>头盔 /toukui/</td><td>010</td><td>/g/</td><td>100</td><td>/g/</td></tr>
<tr><td>口香糖</td><td>000</td><td>⊗</td><td>110</td><td>/g/</td></tr>
<tr><td>钻孔机</td><td>000</td><td>⊗</td><td>100</td><td>/g/</td></tr>
</table>

注：每个音发 3 次，正确记为“1”，错误记为“0”。错误时记录其走向，歪曲记为“⊗”，遗漏记为“⊖”，替代记为实发音。

（3）音位对比。

① 听说对比。音位对比训练是将容易混淆的一对声母（最小音位对）提取出来进行专门的强化训练，用来进一步巩固新习得的声母音位。[①] 首先采用听觉指认的方式进行听觉识别训练，确保患者从听觉上能正确识别某一音位对；其次采用模仿复述的方式进行音位对比训练，帮助患者区分某一音位对中两个音位在发音部位和方式等方面的不同并准确构音。这些都是传统治疗，此外还可以借助现代化技术进行实时反馈治疗，增强训练的趣味性和有效性。

② 听说对比和重读治疗相结合。可采用言语重读干预仪结合行板节奏一进行音位对比训练，帮助患者巩固目标音位。以音位对 /b-d/ 为例，结合行板节奏一进行 /ba-DA-BA-DA/ 或 /da-BA-DA-BA/ 的言语视听反馈训练，通过音位对的轮替来巩固目标音位的掌握，如图 3-4 所示。

在进行音位对比训练时，需填写“构音治疗过程中的实时监控表”中

① 黄昭鸣，朱群怡，卢红云 . 言语治疗学 [M]. 上海：华东师范大学出版社，2017：333-381.

的（B）部分，见表 3-10，进行康复效果的实时监控。一般选择患者正在训练的音位对作为监控语料，最多测试两对音位对词语。表 3-7 为某患者进行声母 /d/ 的音位对比训练时的实时监控记录表。

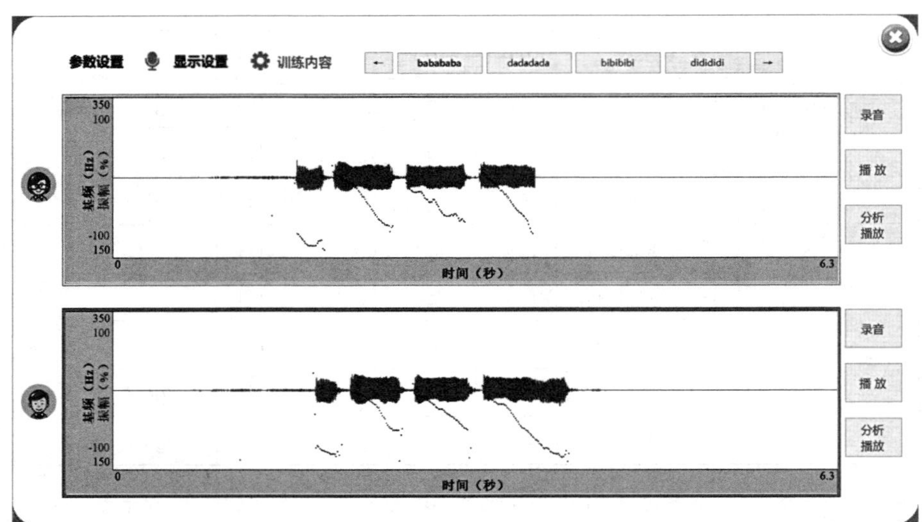

图 3-4 结合行板节奏一进行 /bɑ-DA-BA-DA/ 的言语视听反馈训练

表 3-7 构音治疗过程中音位对比实时监控（B）示例

日期	音位对	音位对比	目标音	实发音	音位对比情况			
					前测	正确率	后测	正确率
8 月 10 日	/dao-gao/	特征：USP 序号：20	/d/	/g/	000	0%	001	33.3%
			/g/	√				
		特征： 序号：						

注：每个音位对发 3 次，2 个目标音均正确则认为该音位对已习得，记为“1”；若其中有 1 个目标音发音错误，则认为该音位对未习得，记为“0”。错误时记录其走向，歪曲记为“⊗”，遗漏记为“⊖”，替代记为实发音。

综上所述，构音治疗过程中，每次训练前后治疗师需根据训练内容和患者能力进行训练效果监控，监控结果可首先记录在“构音治疗过程中的实时监控表”（见表 3-10）中，然后再填写“构音治疗实时监控表”，表

3-8 为某患者某次构音治疗前后的实时监控。

表 3-8　构音治疗实时监控表示例

日期：__________

<table>
<tr><th colspan="2">训练内容</th><th>训练前描述（如需）</th><th>训练效果</th></tr>
<tr><td colspan="2">训练音位：/d/</td><td rowspan="3">音位获得正确率：33.3%

言语支持（音调变化）：习惯音调，240 Hz；高音调，256 Hz；差异，N</td><td rowspan="3">音位获得正确率：66.7%

言语支持（音调变化）：习惯音调，258 Hz；高音调，305 Hz；差异，Y</td></tr>
<tr><td>音位诱导：口部运动治疗</td><td>☑发音部位的诱导：舌尖舔物法、舌尖推物法
____
____
☑发音方式的诱导：体会不送气
____
__________</td></tr>
<tr><td>音位获得：促进治疗</td><td>☑单音节词：大、地、肚、刀、戴、掉、短
◆ 传统治疗：
☑模仿复述
◆ 实时反馈治疗：
□ 与言语支持（停顿起音训练）结合进行起音实时反馈训练
□ 与言语支持（音节时长训练）结合进行声时实时反馈训练</td></tr>
<tr><td>音位获得：促进治疗</td><td>☑与言语支持（音调、响度变化训练）结合进行音调、响度实时反馈训练
□ 双音节词：__________
◆ 传统治疗：
□ 模仿复述
◆ 实时反馈治疗：
□ 与言语支持（停顿起音训练）结合进行起音实时反馈训练
□ 与言语支持（音节时长训练）结合进行声时实时反馈训练
□ 与言语支持（音调、响度变化训练）结合进行音调、响度实时反馈训练
□ 三音节词：__________
◆ 传统治疗：
□ 模仿复述</td><td rowspan="2"></td><td rowspan="2"></td></tr>
<tr><td>音位对比：重读治疗</td><td>训练音位对：
□ 音位对的听觉识别训练
□ 音位对比训练
□ 结合快板节奏一进行言语视听反馈训练</td></tr>
</table>

（二）构音治疗的实时监控

治疗师可根据每次实际训练情况来填写实时监控表，如表 3-9。首先填写此次训练的音位，其次填写或勾选训练过程中所采用的训练方法和技术（具体方法和技术的阐述详见本节“构音治疗”部分），最后对本次训练效果进行描述。对训练效果的描述既可参考表 3-10 进行训练前后实时监控的量化数据并记录，也可根据患者情况和训练安排仅进行训练前后或训练后完成情况的描述。构音治疗实时监控表的填写是具有重要意义的，首先该表可证明训练的即时有效性，其次该表可在每次训练后呈现给家长，为家庭康复提供指导，再次该表还可作为下次训练方法选择和训练方案制订的依据。

表 3-9　构音治疗实时监控表

日期：____________

<table>
<tr><th colspan="2">训练内容</th><th>训练前描述</th><th>训练效果描述</th></tr>
<tr><td colspan="2">训练音位：____________</td><td rowspan="3"></td><td rowspan="3"></td></tr>
<tr><td>音位诱导：
口部运动治疗</td><td>□ 发音部位的诱导：____________
____
□ 发音方式的诱导：____________
____________</td></tr>
<tr><td>音位获得：
促进治疗</td><td>□ 单音节词：____________
◆ 传统治疗：
□ 模仿复述
◆ 实时反馈治疗：
□ 与言语支持（停顿起音训练）结合进行起音实时反馈训练
□ 与言语支持（音节时长训练）结合进行声时实时反馈训练
□ 与言语支持（音调、响度变化训练）结合进行音调、响度实时反馈训练
□ 双音节词：____________
◆ 传统治疗：
□ 模仿复述
◆ 实时反馈治疗：
□ 与言语支持（停顿起音训练）结合进行起音实时反馈训练</td></tr>
</table>

续表

训练内容		训练前描述	训练效果描述
	□ 与言语支持（音节时长训练）结合进行声时实时反馈训练 □ 与言语支持（音调、响度变化训练）结合进行音调、响度实时反馈训练 □ 三音节词：__________ ◆ 传统治疗： □ 模仿复述		
音位对比： 重读治疗	训练音位对：______ □ 音位对的听觉识别训练 □ 音位对比训练 □ 结合行板节奏—进行言语视听反馈训练		

构音治疗过程中进行实时监控量化、记录训练效果时，可根据训练内容和患者能力选择相应的语料，并采用表 3-10 来进行具体的监控和记录。例如，用音位构音的正确率来监控音位获得训练，用音位对构音的正确率来监控音位对比训练等。最后再将监控结果填入表 3-9 的“训练效果描述”一栏中。

表 3-10　构音治疗过程中的实时监控

1. 构音治疗过程中音位获得实时监控（A）									
日期	阶段	音位	声韵组合	音位获得情况					
				前测	错误走向	正确率	后测	错误走向	正确率

续表

2. 构音治疗过程中音位对比实时监控（B）

日期	音位对	音位对比	目标音	实发音	音位对比情况			
					前测	正确率	后测	正确率
		特征： 序号：						
		特征： 序号：						
		特征： 序号：						
		特征： 序号：						

3. 构音治疗过程中言语支持实时监控（C）

日期	发音状态	语料	前测		差异	后测		差异
	停顿起音（习惯：缓慢）							
	音节时长（习惯：延长）							
	音调变化 （习惯：□高 / □低）							

二、言语韵律治疗及实时监控

（一）言语韵律治疗

1. 言语韵律治疗工具

言语韵律治疗训练主要针对语速异常（语速过快、语速过慢）、言语流利性异常、言语节律异常（响度变化过大、重音过度、重音缺乏）、语调异常（语调单一、语调变化过大）。

康复工具包括言语障碍康复设备（医疗器械分类目录 190104）、言语障碍矫治仪或者其他。

2. 言语韵律治疗内容

神经性言语障碍患者往往存在韵律问题，比如语速过慢或过快、语调单一等，这些问题常常会影响患者的言语可懂度，进而影响患者日常的沟通交流，急需进行康复治疗。在患者基本掌握某一发音部位的多个声母音位后，开始在构音语音治疗中增加言语韵律治疗。可首先选用与已掌握的声母音位相关的词语和句子语料（语音重复、语音切换、语音轮替）进行韵律训练，后续可逐渐扩展使用日常生活情景下的句子来开展训练。例如与双唇音（含唇齿音）声母音位相关的训练语料：语音重复（以 /b/ 为例），词语——爸爸、伯伯、背包，句子——爸爸没抱宝宝；语音切换（以 /b-m/ 音位对为例），词语——木棒、面包、伯母、笔帽，句子——表妹喜欢斑马、伯母在表妹旁边；语音轮替（/b-m-p-f/），句子——爸爸买泡芙、妈妈在泡方便面。训练中具体选用的语料可在“言语韵律治疗（语速治疗）的实时监控表”（表 3-13）和“言语韵律治疗（语调和节奏治疗）的实时监控表”（表 3-14）中填写。之所以首先选用与已掌握的声母音位相关的语音重复、语音切换和语音轮替的语料来进行训练，是要对构音治疗加以巩固，在确保患者的构音清晰度得到一定程度的提高的同时，进一步改善患者的韵律问题，从而提高患者的言语可懂度，为患者的日常沟通奠定基础。

（1）语速（流利性）治疗。

针对患者的语速问题，可借助唱音法、逐字增加句长法、重读治疗法、韵律语调治疗（Melodic Intonation Therapy，简称 MIT）、吸气停顿、语速控制等传统治疗方法来进行。唱音法（语料：无意义音节连续重复，/pa/、/ta/、/ka/；切换，/pata/、/paka/、/kata/；轮替，/pataka/）让患者连续地发长音、短音或者长音和短音交替发音，一方面促进患者构音器官的协调运动，另一方面提高患者言语时灵活控制气流的能力，提高患者对言语的维持和对停顿的控制，为改善语速奠定基础。逐字增加句长法指通过让患者一口气连贯地跟读或朗读词句，并循序渐进地增加句长，来增强患者的言语呼吸支持能力，同时借助此训练改变患者发音的音节时长和停顿时长进而改善其言语缓慢或急促的问题。重读治疗法通过结合不同的节奏来说短语或句子，使患者呼吸、发声、构音器官得到放松并相互协调，从而改善语速缓慢或急促的问题。[①] 韵律语调治疗是一种有旋律的音乐治疗方法，通过吟唱多音节词、短语和句子，同时结合节拍，解决言语语音流利性问题。[②] 吸气停顿是将句子中的成分组合成符合语法的小单位，利用自然停顿吸气的技巧，保持较自然的韵律节奏，如，今天早上，（吸气）我去店里买东西。语速控制则是使用节拍器、节拍板，通过声音提示或视觉提示来改善患者的语速问题。另外，针对言语流利性障碍（口吃）的患者，还可以借助听觉延迟反馈装置（DAF）来进行训练。

唱音法、逐字增加句长法、重读治疗法和韵律语调治疗均可借助现代化技术进行实时反馈训练。采用唱音法进行训练时可采用言语障碍测量仪的声波界面进行声时实时反馈，如图 3-5 所示。语料选用元音和 /pɑ/、/tɑ/、/kɑ/ 等音节，发长音时要求患者声波的维持时间尽可能长，发短音时则要求患者以一定的节奏交替发短音，要注意控制声波的维持时间和间歇时间（可与节拍器结合进行语速控制）。采用逐字增加句长法进行训练时可采用言语重读干预仪进行言语视听反馈训练，如图 3-6 所示。首先由治疗师进行示范，再由患者进行模仿匹配训练（可与节拍器结合进行语速控制）。治疗师应该根据患者的能力情况来进行示范：针对语速过慢的患者，示范音频的音节时长和停顿时长应根据患者能力相应减少；针对语速急促的患者，示范音频的音节时长和停顿时长应根据患者能力相应增加。重读治疗法可借助言语重读干预仪进行言语视听反馈训练如图 3-7 所示。同样先由治疗师示范后再由患者进行模仿匹配训练（可与节拍器结合进行语速控制）。对于语速过慢的患者一般从慢板开始训练，逐渐过渡到行板；而对于语速过快的患者可首先由快板开始训练，再到行板，最后过渡到慢板。韵律语调治疗则可借助言语障碍测量仪的基频界面进行声时实时反馈训练如图 3-8 所示。首先由治疗师吟唱录制样板音频，再由患者进行模仿匹配（治疗师打拍子或与节拍器结合进行语速控制），同样应根据患者的语速情况来决定示范音频的语速。

---

① 黄昭鸣，朱群怡，卢红云 . 言语治疗学 [M]. 上海：华东师范大学出版社，2017：333-381.

② Fontoura D R D, Rodrigues J D C, Brandão L, et al. Efficacy of the Adapted Melodic Intonation Therapy: A Case Study of A Broca's Aphasia Patient [J]. Distúrbios Comun. São Paulo, 2014, 26（4）: 641-655.

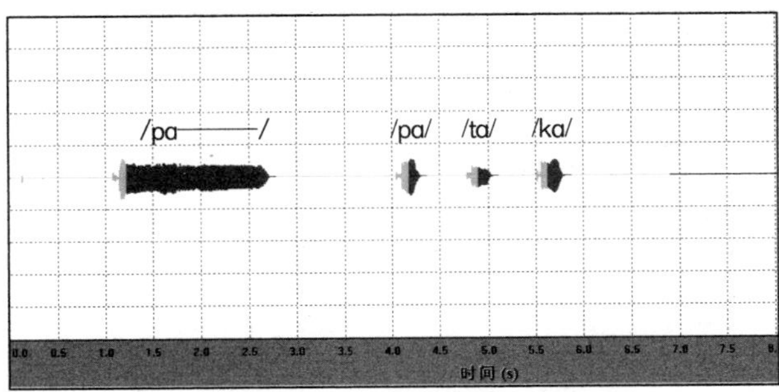

图 3-5　唱音法的声时实时反馈训练

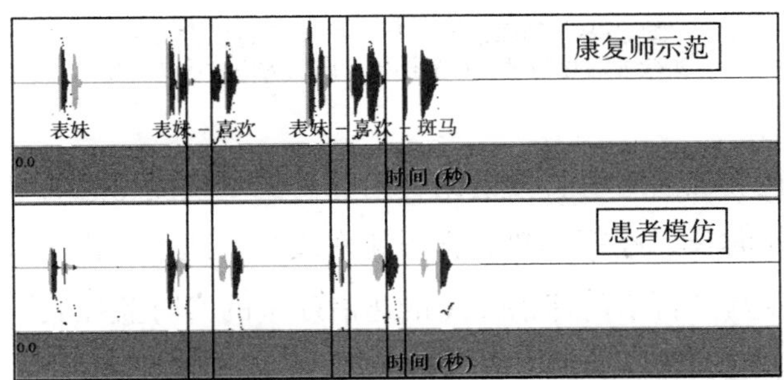

图 3-6　逐字增加句长法的言语视听反馈训练

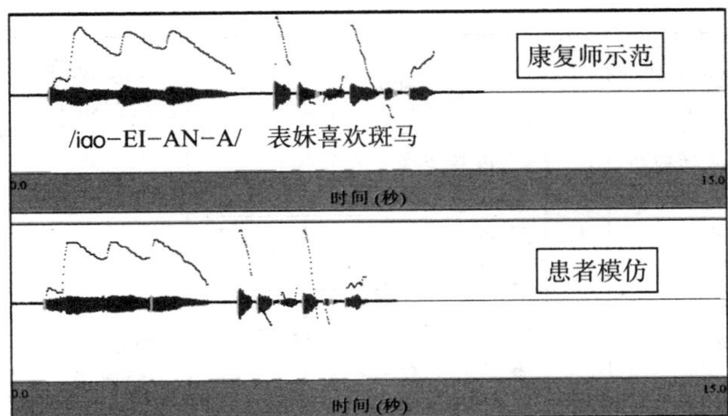

图 3-7　重读治疗法的言语视听反馈训练

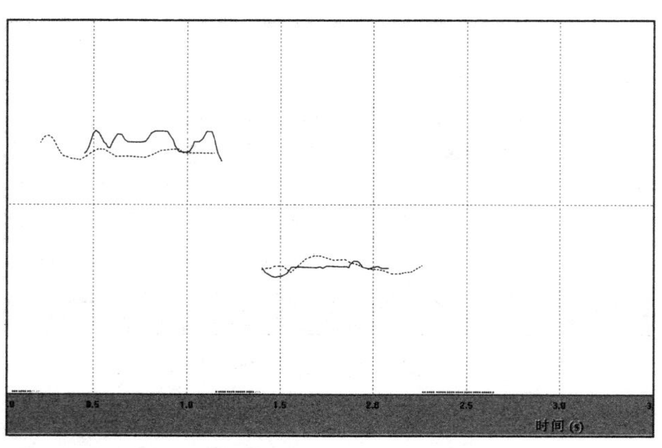

图 3-8　韵律语调治疗的声时实时反馈训练
（实线为治疗师录制吟唱样板；虚线为患者模仿吟唱）

治疗师在训练前后可直接借助言语障碍测量仪测得患者训练语料的音节时长、停顿时长、停顿次数、言语速率或构音速率，作为训练效果的实时监控，并填写"言语韵律治疗（语速治疗）的实时监控表"。表 3-11 为某患者某次语速训练前后的实时监控表。

表 3-11　言语韵律治疗（语速治疗）的实时监控表示例

日期：__________

<table>
<tr><th>训练类型</th><th colspan="2">内容</th><th>训练前描述（如需）</th><th>训练效果</th></tr>
<tr><td>口腔轮替运动功能
浊音时长
音节时长
停顿时长
浊音速率
言语速率</td><td>语料</td><td>□ 语音重复：__________
□ 语音切换：__________
□ 语音轮替：表妹喜欢斑马
□ 其他句子：__________</td><td rowspan="3">音节时长：
610 ms；
停顿时长：
580 ms；
停顿次数：
4 次；
言语速率：
1.01 个 /s；
构音速率：
1.64 个 /s</td><td rowspan="3">音节时长：
550 ms；
停顿时长：
430 ms；
停顿次数：
3 次；
言语速率：
1.31 个 /s；
构音速率：
1.82 个 /s</td></tr>
<tr><td>连续语音能力
音节时长
停顿时长
构音速率
言语速率</td><td rowspan="2">方法</td><td rowspan="2">□ 听觉延迟反馈（DAF）
◆ 传统治疗：
☑ 唱音法
☑ 逐字增加句长法
□ 重读治疗法 – 慢板
□ 重读治疗法 – 行板
□ 重读治疗法 – 快板
□ 韵律语调法（MIT）
□ 吸气停顿
□ 语速控制（节拍器）
◆ 实时反馈治疗：
☑ 声时实时反馈训练
☑ 言语视听反馈训练</td></tr>
<tr><td>语速异常（语速过快、语速过慢）
言语流利性异常</td></tr>
</table>

（2）语调和节律治疗。

针对患者的语调和节律问题，可借助音调梯度训练法、响度梯度训练法、重读治疗法、韵律语调法、语调练习和关键字重音对比等传统治疗方法来进行。音调梯度训练法通过阶梯式音调上升和下降的训练帮助患者增强言语时音调控制的能力，从而解决语调异常的问题。响度梯度训练法通过阶梯式响度训练提高和降低患者响度来增强患者控制响度的能力，从而解决重音异常的问题。重读治疗法如上所述，一方面可以改善语速缓慢或急促的问题，另一方面可以缓解重音异常的问题。[①] 韵律语调治疗是一种音乐治疗方法，可以解决言语语音流畅性的问题，同样也可以改善语调异常的问题。语调练习可用线条来标明句子中的语调变化，紧接在字下方的线条表示平直的语调，离字下方较远的线条表示音调要下降，字上方的线条表示音调要上升。关键字重音对比是由治疗师先问问题，患者回答时将重音落在关键字上，如："这个人在打篮球么？——不，这个人在踢足球。"语调练习和关键字重音对比一般在经过上述方法训练后患者语调和节奏能力有所改善时进行。另外针对帕金森病（运动不及型神经性言语障碍）患者可以采用励 – 协夫曼治疗法（LSVT）来进行训练。

音调梯度训练法、响度梯度训练法、重读治疗法和韵律语调法可借助现代化技术进行实时反馈训练。采用音调梯度训练法和响度梯度训练法进行训练时可采用言语障碍测量仪的基频和强度界面进行音调实时反馈和响度实时反馈，如图 3–9 和图 3–10 所示。根据患者能力确定提高或降低的阶梯，首先由治疗师录制样板音频，再由患者进行模仿匹配训练。重读治疗法的实时反馈训练具体可见上一部分的阐述（图 3–7），但需注意，采用重读治疗法进行语调和节奏治疗的实时反馈训练时需要着重寻找词语和句子的发音支架，注意重音的诱导。韵律语调法的音调实时反馈训练的具体过程可见上一部分的声时实时反馈训练（图 3–8），但患者模仿匹配时除了注意进行声时的匹配外，也要进行音调的匹配。

---

① 黄昭鸣，朱群怡，卢红云．言语治疗学 [M]．上海：华东师范大学出版社，2017：333–381.

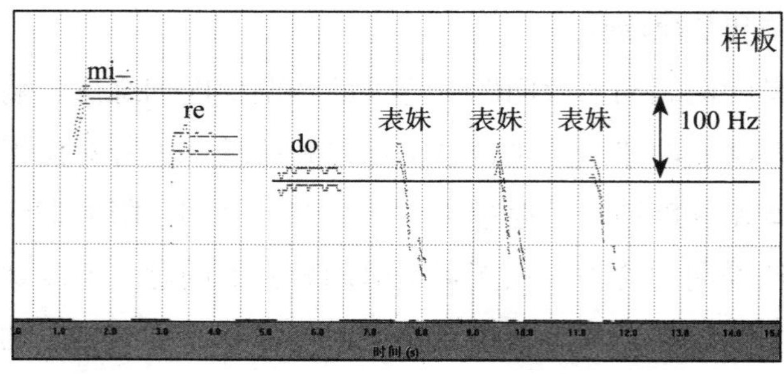

A.

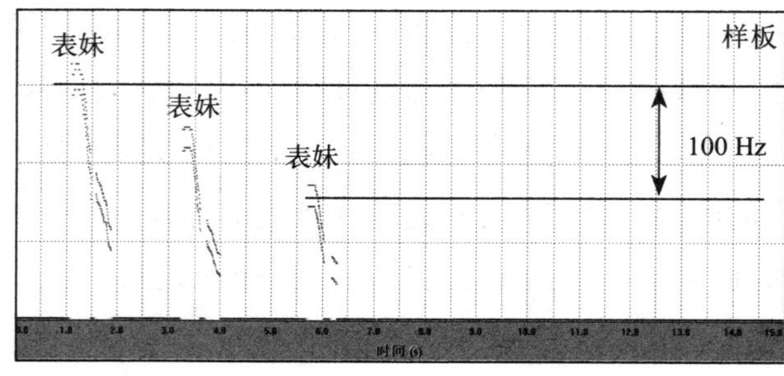

B.

图 3-9　音调梯度训练法的音调实时反馈训练
（实线为治疗师录制样板，虚线为患者模仿）

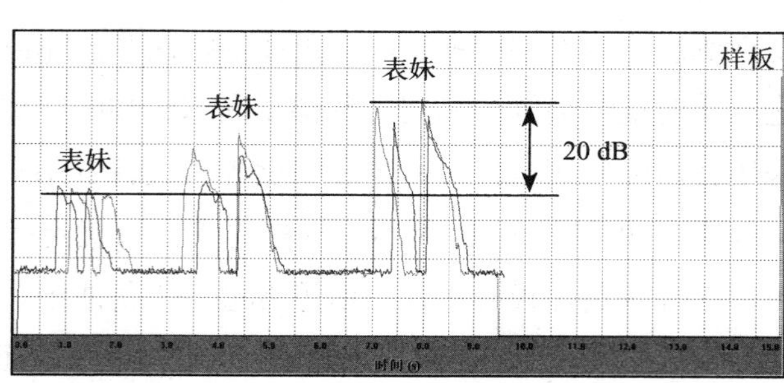

A.

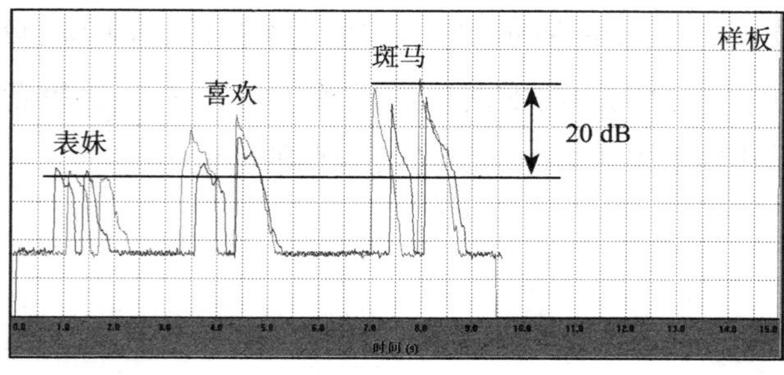

B.

图 3-10　响度梯度训练法的响度实时反馈训练
（实线为治疗师录制样板，虚线为患者模仿）

治疗师在训练前后可直接借助言语障碍测量仪测得患者训练语料的言语基频标准差、言语基频动态范围、基频突变出现率、幅度（强度）标准差、重音音节总时长或重音出现率，作为训练效果的实时监控，并填写"言语韵律治疗（语调和节律治疗）的实时监控表"。表 3–12 为某患者某次语调训练前后的实时监控。

表 3–12 言语韵律治疗（语调和节律治疗）的实时监控表示例

日期：__________

<table>
<tr><th>训练类型</th><th colspan="2">训练内容</th><th>训练前描述（选填）</th><th>训练效果</th></tr>
<tr><td>幅度标准差
重音音节总时长
重音出现率
言语基频标准差
言语基频动态范围
基频突变出现率</td><td>语料</td><td>☐ 语音重复：__________
☐ 语音切换：__________
☐ 语音轮替：表妹喜欢斑马
☐ 其他句子：__________</td><td rowspan="2">言语基频标准差：20 Hz
言语基频范围：119 Hz
幅度标准差：6 dB</td><td rowspan="2">言语基频标准差：31 Hz
言语基频范围：128 Hz
幅度标准差：9 dB</td></tr>
<tr><td>言语节律异常（响度变化过大、重音过度、重音缺乏）
语调异常（语调单一、语调变化过大）</td><td>方法</td><td>☐ 励–协夫曼治疗法（LSVT）
◆ 传统治疗：
☑ 音调梯度训练法
☑ 响度梯度训练法
☐ 重读治疗法–慢板
☐ 重读治疗法–行板
☐ 重读治疗法–快板
☐ 半吞咽法
☐ 韵律语调法（MIT）
☐ 语调练习
☐ 关键字重音对比
◆ 实时反馈治疗：
☑ 音调实时反馈训练
☑ 响度实时反馈训练
☐ 言语视听反馈训练</td></tr>
</table>

（二）言语韵律治疗的实时监控

治疗师同样根据每次实际训练情况来填写实时监控表。首先填写此次训练的训练语料，然后勾选训练过程中所采用的训练方法和技术（具体方法和技术的阐述详见本节"言语韵律治疗"部分），最后对本次训练效果进行描述，如表 3–13、3–14。训练效果一方面可采用与训练相关的言语韵律功能评估指标作为实时监控的量化指标来记录并描述，另一方面也可根据患者情况和训练安排仅进行训练前后或训练后完成情况的描述。该实时监控表可作为训练有效的证明，并为家属实施家庭康复提供指导，还可为下次训练方案制订提供依据。

表 3-13　言语韵律治疗（语速治疗）的实时监控表

日期:__________

<table>
<tr><th>训练类型</th><th colspan="2">训练内容</th><th>训练前描述（如需）</th><th>训练效果</th></tr>
<tr><td rowspan="2">口腔轮替运动功能
浊音时长
音节时长
停顿时长
浊音速率
言语速率</td><td>语料</td><td>□ 语音重复:__________
□ 语音切换:__________
□ 语音轮替:__________
□ 其他句子:__________</td><td rowspan="4"></td><td rowspan="4"></td></tr>
<tr><td rowspan="3">方法</td><td rowspan="3">□ 听觉延迟反馈（DAF）
◆ 传统治疗:
□ 唱音法
□ 逐字增加句长法
□ 重读治疗法 – 慢板
□ 重读治疗法 – 行板
□ 重读治疗法 – 快板
□ 韵律语调法（MIT）
□ 吸气停顿
□ 语速控制（节拍器）
◆ 实时反馈治疗:
□ 声时实时反馈训练
□ 言语视听反馈训练</td></tr>
<tr><td>连续语音能力
音节时长
停顿时长
构音速率
言语速率</td></tr>
<tr><td>语速异常（语速过快、语速过慢）
言语流利性异常</td></tr>
</table>

表 3-14　言语韵律治疗（语调和节律治疗）的实时监控表

日期:__________

<table>
<tr><th>训练类型</th><th colspan="2">训练内容</th><th>训练前描述（如需）</th><th>训练效果</th></tr>
<tr><td rowspan="2">幅度标准差
重音音节总时长
重音出现率
言语基频标准差
言语基频动态范围
基频突变出现率</td><td>语料</td><td>□ 语音重复:__________
□ 语音切换:__________
□ 语音轮替:__________
□ 其他句子:__________</td><td rowspan="3"></td><td rowspan="3"></td></tr>
<tr><td rowspan="2">方法</td><td rowspan="2">□ 励 – 协夫曼治疗法（LSVT）
◆ 传统治疗:
□ 音调梯度训练法
□ 响度梯度训练法
□ 重读治疗法 – 慢板
□ 重读治疗法 – 行板
□ 重读治疗法 – 快板
□ 半吞咽法
□ 韵律语调法（MIT）
□ 语调练习
□ 关键字重音对比
◆ 实时反馈治疗:
□ 音调实时反馈训练
□ 响度实时反馈训练
□ 言语视听反馈训练</td></tr>
<tr><td>言语节律异常（响度变化过大、重音过度、重音缺乏）
语调异常（语调单一、语调变化过大）</td></tr>
</table>

运动性言语障碍治疗的短期目标监控

按照治疗计划实施治疗后，应根据患者能力每隔 1 到 2 周进行一次较为全面的短期目标监控，通过 ICF 限定值来了解训练目标的具体完成情况，并应根据监控结果及时调整和修正治疗计划，从而保证后续治疗的有效进行。

表格

ICF 构音语音治疗短期目标监控表

若时间充分，每次短期目标监控时可完整地进行一次 ICF 构音语音功能评估；若时间紧张可仅进行构音能力以及言语韵律功能的精准评估，口部运动功能方面可只选择这两周内接受训练的口部运动项目进行评估，其他项目的结果则可以直接按照首次评估或上次监控的结果记录即可。

一、构音能力短期目标监控的临床意义及示例

1. 评估方法及临床意义

（1）评估方法。

具体可参见第二章第一节“构音语音功能的精准评估”部分。

（2）临床意义。

通过上述评估，可得到声母音位习得（获得）、声母音位对比和构音清晰度三个指标。

① 声母音位习得（获得）主要考察患者对 21 个声母音位构音的掌握情况，若该指标未达到无损伤程度，表示患者存在声母音位受损的情况，需针对受损声母音位加强音位获得训练。

② 声母音位对比主要考察 25 对声母最小音位对的掌握情况，若该指

标未达到无损伤程度，说明患者对于声母最小音位对容易发生混淆，需加强声母音位对比训练。

③ 构音清晰度是对声母、韵母、声调音位对比能力的综合考量，若该指标没有达到无损伤程度，表示患者存在一定程度的构音语音能力损伤（构音异常），需要开展构音治疗。

2. 评估和短期目标监控示例

以一名 45 岁脑卒中女性患者谭某某的评估和短期目标监控为例进行介绍。

表 3–15 是该患者声母音位获得的情况。首次评估反映，患者的声母音位获得情况未达到同性别、同年龄成人的正常水平，损伤程度为 3 级（重度损伤）。针对其受损的音位，按照声母音位获得的难易顺序并结合声母构音部位进行音位诱导和音位获得训练，采取传统治疗和实时反馈治疗相结合的形式开展，一周进行 3 次训练，现阶段（3 个月）的长期目标为使患者的损伤程度降到 1 级（轻度损伤）。经过 2 周的训练后进行短期目标监控，发现患者已掌握声母个数为 9 个，声母音位获得情况得到了一定的改善，但损伤程度仍为 3 级（重度损伤），仍需进一步针对受损音位开展习得训练。再经过 2 周的训练后又进行短期目标监控，发现患者已掌握声母个数为 13 个，声母音位获得的损伤程度为 2 级（中度损伤），声母构音能力得到较大的提高。

表 3–16 是该患者声母音位对比和构音清晰度的情况，首次评估反映，该患者声母音位对比和构音清晰度未达到同性别、同年龄成人的正常水平，损伤程度均为 3 级（重度损伤）。针对其受损的音位对，按照音位对获得的难易顺序，在开展上述音位诱导和音位获得训练的同时进行音位对比训练，同样采用传统治疗和实时反馈治疗相结合的形式开展，一周进行 3 次训练，现阶段（3 个月）的长期目标是使患者的损伤程度降到 1 级（轻度损伤）。经过 2 周的训练后进行短期目标监控，发现患者已掌握的声母音位对比达到了 13 对，且损伤程度降到 2 级（中度损伤），而构音清晰度也得到较大的改善，损伤程度降到 2 级（中度损伤）。再进行 2 周训练后进行监控，患者声母音位对比的掌握情况达到了 16 对，声母音位对比的损伤程度降为 1 级（轻度损伤），构音清晰度的损伤程度仍为 2 级（中

度损伤），但较上一次监控有了进步，后续仍需进一步开展音位对比训练。

表 3-15　谭某某声母音位获得短期目标监控表

日期	8月6日		8月20日		9月3日			
	获得与否	受损状况	获得与否	受损状况	获得与否	受损状况	获得与否	受损状况
b	×	m	√		√			
m	√		√		√			
d	×	n	√		√			
h	√		√		√			
p	√		√		√			
t	√		√		√			
g	×	h	√		√			
k	×	h	√		√			
n	√		√		√			
f	×	b	×	⊗	√			
j	×	⊖	×	⊖	√			
q	×	⊗	×	⊗	√			
x	×	⊗	×	⊗	√			
l	×	⊗	×	⊗	×	⊗		
z	×	⊗	×	⊗	×	⊗		
s	×	⊗	×	⊗	×	⊗		
r	×	⊗	×	⊗	×	⊗		
c	×	⊗	×	⊗	×	⊗		
zh	×	⊗	×	⊗	×	⊗		
ch	×	⊗	×	⊗	×	⊗		
sh	×	⊗	×	⊗	×	⊗		
声母音位获得	5/21	损伤程度	9/21	损伤程度	/21	损伤程度	/21	损伤程度
		初始值 3 目标值 1		最终值 3		最终值 2		最终值

表 3-16 谭某某声母音位对比和构音清晰度短期目标监控表

<table>
<tr><th>日期</th><th>声母音位对比</th><th colspan="2">损伤程度</th><th>韵母音位对比</th><th>声调音位对比</th><th>构音清晰度</th><th colspan="2">损伤程度</th></tr>
<tr><td rowspan="2">8 月 6 日</td><td rowspan="2">2/25</td><td>初始值</td><td>3</td><td rowspan="2">2/10</td><td rowspan="2">3/3</td><td rowspan="2">18.42%</td><td>初始值</td><td>3</td></tr>
<tr><td>目标值</td><td>1</td><td>目标值</td><td>1</td></tr>
<tr><td>8 月 20 日</td><td>13/25</td><td rowspan="3">最终值</td><td>2</td><td>4/10</td><td>3/3</td><td>52.63%</td><td rowspan="3">最终值</td><td>2</td></tr>
<tr><td>9 月 3 日</td><td>16/25</td><td>1</td><td>6/10</td><td>3/3</td><td>65.79%</td><td>2</td></tr>
<tr><td></td><td></td><td></td><td></td><td></td><td></td><td></td></tr>
</table>

二、口部运动功能短期目标监控的临床意义及示例

1. 评估方法及临床意义

（1）评估方法。

① 口部感觉：评估时，治疗师与患者面对面而坐，治疗师用纸巾（用于口周）或棉签（用于口内）触碰目标部位。

② 下颌运动、唇运动、舌运动：评估时，治疗师与患者面对面而坐，由治疗师示范目标动作，并要求患者模仿。

③ 按照评估的分级标准对每个评估的子项目进行 0—4 级的评级。

（2）临床意义。

通过上述评估，可得到口部感觉、下颌运动、唇运动和舌运动四个项目的指标。

① 如果发现患者口部感觉没有达到无损伤程度，则表示患者可能存在一定程度的口部感觉损伤，提示需在进行下颌、唇、舌的运动治疗前首先进行感知觉训练。

② 如果发现患者下颌运动没有达到无损伤程度，则表示患者可能存在一定程度的下颌运动损伤。可具体分析下颌自然状态，咬肌肌力，向上、下、左、右运动，前伸运动以及上下、左右连续运动等这 5 个维度的功能情况，根据受损的严重程度和这 5 个维度的难易顺序，并结合构音的

需要来开展下颌运动治疗。

③ 如果发现患者唇运动没有达到无损伤程度，则表示患者可能存在一定程度的唇运动损伤。可具体分析唇自然状态，唇面部肌力，展唇、圆唇和圆展交替运动，唇闭合运动以及唇齿接触运动等这 5 个维度的功能情况，根据受损的严重程度和这 5 个维度的难易顺序，并结合构音的需要来开展唇运动治疗。

④ 如果发现患者舌运动没有达到无损伤程度，则表示患者可能存在一定程度的舌运动损伤。可具体分析舌自然状态，舌肌力，舌尖前伸运动，舌尖下、上、左、右运动，舌尖交替（左右、前后、上下）运动，马蹄形、两侧缘上抬运动以及舌前、后部上抬运动等这 7 个维度的功能情况，根据受损的严重程度和这 7 个维度的难易顺序，并结合构音的需要来开展舌运动治疗。

2. 评估和短期目标监控示例

以一名 45 岁脑卒中女性患者谭某某的评估和短期目标监控为例来进行介绍。

表 3–17 是该患者下颌运动的测量结果，首次评估发现其下颌运动功能的情况未达到同性别、同年龄成人的正常水平，损伤程度为 3 级（重度损伤）。具体分析发现该患者下颌自然状态和咬肌肌力受损相对较轻，而向上、下、左、右运动，前伸运动以及上下、左右连续运动这 3 个维度的运动功能受损严重，因此在开展构音训练的同时需首先改善患者的咬肌肌力，再按照难易程度依次提高下颌上、下、左、右运动，前伸运动以及上下、左右连续运动功能。现阶段设定的长期目标为损伤程度达到 1 级（轻度损伤）。首先进行 2 周训练，以改善患者的咬肌肌力和提高下颌上、下、左、右运动功能为主，2 周后进行短期目标监控，仅需监控训练维度（即下颌自然状态、咬肌肌力和下颌上、下、左、右运动功能），其他几项功能监控可记为与首次评估一致的结果。监控发现患者下颌运动功能的损伤程度仍为 3 级（重度损伤），但下颌咬肌肌力和上、下、左、右运动功能得到了一定的改善，后续训练应在进一步巩固的同时加强下颌前伸以及上下、左右连续运动功能。经过 2 周训练后再次监控（仅需监控训练维度，其他维度记为上一次监控的结果，但这 2 周下颌运动功能各维度都进行了

训练），患者下颌运动功能的损伤程度降为2级（中度损伤），得到较大程度的改善，其中下颌自然状态和咬肌肌力已达到正常水平，下颌上、下、左、右运动功能得到了进一步的提高，同时下颌前伸运动和上下、左右连续运动功能也有所提升。

表3-17 谭某某下颌运动功能的短期目标监控表

日期	自然状态	咬肌肌力	向下运动	向上运动	向左运动	向右运动	前伸运动	上下连续运动	左右连续运动	下颌运动功能	损伤程度	
8月6日	2/4	2/4	3/4	1/4	1/4	1/4	1/4	1/4	1/4	36.11%	初始值	3
											目标值	1
8月20日	3/4	3/4	3/4	3/4	2/4	2/4	1/4	1/4	1/4	44.44%	最终值	3
9月3日	4/4	4/4	3/4	3/4	3/4	3/4	2/4	2/4	2/4	72.22%		2

表3-18是该患者唇运动的测量结果，首次评估显示其唇运动功能的情况未达到同性别、同年龄成人的正常水平，损伤程度为3级（重度损伤）。具体分析发现，该患者唇自然状态，唇面部肌力，展唇、圆唇和圆展交替运动以及唇闭合运动功能的受损程度相当，而唇齿接触运动功能受损较为严重，因此在开展构音训练的同时需首先改善患者的唇面部肌力，再结合构音需要按照难易顺序依次提高展唇、圆唇和圆展交替运动，唇闭合运动以及唇齿接触运动功能。现阶段设定的长期目标为损伤程度达到1级（轻度损伤）。首先进行2周训练，以改善患者的唇面部肌力以及提高展唇、圆唇和圆展交替运动功能为主，2周训练后进行短期目标监控（仅需监控训练维度，其他维度记为首次评估的结果）发现，患者唇运动功能的损伤程度降为2级（中度损伤），唇面部肌力以及展唇、圆唇和圆展交替运动功能得到了较大的提高，后续训练应在进一步巩固的同时加强唇闭合及唇齿接触运动功能。2周后再次监控（仅需监控训练维度，其他维度记为上一次监控的结果，但这2周唇运动功能各维度都进行了训练）显示，患者唇自然状态和唇面部肌力已达到正常水平，展唇、圆唇和圆展交替运动功能也已达到或接近正常，另外唇闭合及唇齿接触运动功能也得到

了一定的提高，患者唇运动功能的损伤程度降为 1 级（轻度损伤），已达到现阶段的训练目标，可在本阶段后续治疗中进一步进行强化巩固。

表 3-18　谭某某唇运动功能的短期目标监控表

<table>
<tr><th>日期</th><th>自然状态</th><th>流涎</th><th>唇面部肌力</th><th>展唇运动</th><th>圆唇运动</th><th>圆展交替运动</th><th>唇闭合运动</th><th>唇齿接触运动</th><th>唇运动功能</th><th colspan="2">损伤程度</th></tr>
<tr><td rowspan="2">8 月 6 日</td><td rowspan="2">2/4</td><td rowspan="2">2/4</td><td rowspan="2">2/4</td><td rowspan="2">3/4</td><td rowspan="2">2/4</td><td rowspan="2">2/4</td><td rowspan="2">2/4</td><td rowspan="2">1/4</td><td rowspan="2">50%</td><td>初始值</td><td>3</td></tr>
<tr><td>目标值</td><td>1</td></tr>
<tr><td>8 月 20 日</td><td>3/4</td><td>3/4</td><td>3/4</td><td>3/4</td><td>3/4</td><td>3/4</td><td>2/4</td><td>1/4</td><td>65.63%</td><td rowspan="2">最终值</td><td>2</td></tr>
<tr><td>9 月 3 日</td><td>4/4</td><td>4/4</td><td>4/4</td><td>4/4</td><td>4/4</td><td>3/4</td><td>3/4</td><td>2/4</td><td>87.5%</td><td>1</td></tr>
</table>

表 3-19 是该患者舌运动的测量结果，首次评估得到其舌运动功能的情况未达到同性别、同年龄成人的正常水平，损伤程度为 3 级（重度损伤）。具体分析发现，患者舌自然状态，舌肌力，舌尖前伸运动，舌尖下、上、左、右运动，舌尖交替运动，马蹄形、两侧缘上抬运动以及舌前、后部上抬运动等这 7 个维度的受损均较为严重，因此在开展构音训练的同时需首先改善患者的舌肌力，再结合构音需要按照难易顺序依次提高舌尖前伸运动，舌尖下、上、左、右运动，舌尖交替（左右、前后、上下）运动，马蹄形、两侧缘上抬运动以及舌前、后部上抬运动功能。现阶段设定的长期目标为损伤程度达到 1 级（轻度损伤）。首先进行 2 周训练，以改善患者的舌肌力和提高舌尖前伸运动，舌尖下、上、左、右运动功能为主，经过 2 周训练后进行短期目标监控（仅需监控训练维度，其他维度记为首次评估的结果）发现，患者舌运动功能的损伤程度仍为 3 级（重度损伤），舌肌力，舌尖前伸运动以及舌尖下、上、左、右运动功能得到了较小程度的提高，后续应继续加强这 3 个维度功能的训练。经过 2 周后再次监控（仅需监控训练维度，其他维度记为上一次监控的结果），患者舌运动功能的损伤程度仍为 3 级（重度损伤），但舌自然状态、舌肌力以及舌尖下、上、左、右运动功能均得到了较大的提高，后续训练应在进一步巩固的同时加强舌尖交替运动功能。

表 3-19 谭某某舌运动功能的短期目标监控表

日期	自然状态	舌肌力检查	舌尖前伸	舌尖下舔颌	舌尖上舔唇	舌尖上舔齿龈	舌尖上舔硬腭	舌尖左舔嘴角	舌尖右舔嘴角	舌尖左右交替	舌尖前后交替	舌尖上下交替	马蹄形上抬模式	舌两侧缘上抬模式	舌前部上抬模式	舌后部上抬模式	舌运动功能	损伤程度	
8月6日	2/4	1/4	2/4	1/4	1/4	1/4	1/4	1/4	1/4	1/4	1/4	1/4	1/4	1/4	1/4	1/4	28.13%	初始值	3
																		目标值	1
8月20日	3/4	2/4	3/4	2/4	2/4	2/4	2/4	1/4	1/4	1/4	1/4	1/4	1/4	1/4	1/4	1/4	39.06%	最终值	3
9月3日	3/4	3/4	3/4	3/4	3/4	3/4	3/4	2/4	2/4	1/4	1/4	1/4	1/4	1/4	1/4	1/4	50%		3

三、言语韵律功能短期目标监控的临床意义及示例

（一）口腔轮替运动功能短期目标监控的临床意义及示例

1. 评估方法及临床意义

（1）评估方法。

首先深吸气，然后尽可能快地一口气连续发出测试音节（重复：/pɑ/、/tɑ/、/kɑ/；切换：/pɑ−tɑ/、/pɑ−kɑ/、/kɑ−tɑ/；轮替：/pɑ−tɑ−kɑ/；根据患者能力从中选择合适的测试音节），要求音调与响度适中，各个音节必须完整。共录制两次。具体分析步骤如下。

① 选择完成较好的一次，截取 4 s 包括完整音节的音频进行分析。

② 为避免声波图中伪迹或电干扰，结合声波图和语谱图确定每个音节浊音段（语谱图中能量较为集中的段）的起始点和每个音节之间停顿（即声波图上振幅为 0 且语谱图中没有能量的无声间隔）的起始点，截取每个音节浊音段的时长、每个停顿的停顿时长和持续发音的总时长并记录（图 3−11），同时记录音节数和停顿次数。

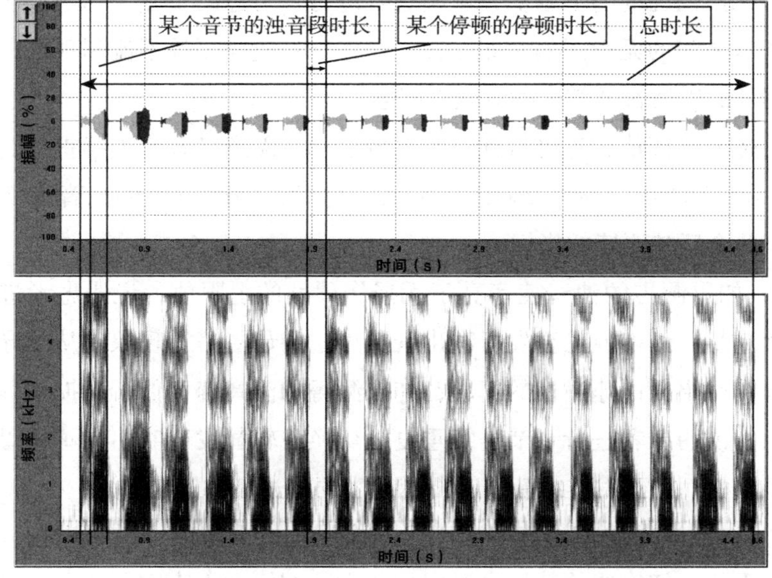

图 3−11　口腔轮替运动时长截取

③ 将每个音节浊音段的时长相加，每个停顿的停顿时长相加，分别计算所有音节浊音段的总时长和总停顿时长。

④ 根据公式进一步计算得到音节时长、停顿时长、浊音速率和言语速率（音节时长 = 总时长 / 音节数；停顿时长 = 总停顿时长 / 停顿次数；浊音速率 = 音节数 / 浊音时长；言语速率 = 音节数 / 总时长）。

（2）临床意义。

通过上述评估，可得到口腔轮替运动（无意义音节连续重复：/pa/、/ta/、/ka/；切换：/pata/、/paka/、/kata/；轮替：/pataka/）的浊音时长、音节时长、停顿时长三个反映流利性的指标。

① 如果浊音时长没有达到无损伤程度，即高于无损伤程度的上限值或低于无损伤程度的下限值，则表示患者进行音节连续重复、切换或轮替发音时出现了韵母延长或声、韵母省略等不流利现象，存在一定程度的连续音节产生的流利性问题。

② 如果音节时长没有达到无损伤程度，即高于无损伤程度的上限值或低于无损伤程度的下限值，表明患者进行音节连续重复、切换或轮替发音时存在发音拖延或缩短等不流利现象，存在一定程度的连续音节产生的流利性问题。

③ 如果停顿时长没有达到无损伤程度，即高于无损伤程度的上限值或低于无损伤程度的下限值，说明患者进行音节连续重复、切换或轮替发音时音节之间的无声间隔（即停顿）存在延长或缩短等不流利现象，存在一定程度的连续音节产生的流利性问题。

通过上述评估，还可得到口腔轮替运动（无意义音节连续重复：/pa/、/ta/、/ka/；切换：/pata/、/paka/、/kata/；轮替：/pataka/）的浊音速率和言语速率两个反映语速的指标。

① 如果测得的浊音速率高于无损伤程度的上限值，说明患者进行音节连续重复、切换或轮替发音时出现了声、韵母省略等现象，从而导致发连续音节时出现语速过快的问题；如果测得的浊音速率低于无损伤程度的下限值，说明患者进行音节连续重复、切换或轮替发音时出现了韵母延长等现象，从而导致发连续音节时出现产生语速过慢的问题。

② 如果测得的言语速率高于无损伤程度的上限值，说明患者进行音节连续重复、切换或轮替发音时出现了发音缩短和无声间隔（即停顿）缩

短等现象，从而导致发连续音节时出现语速过快的问题；如果测得的言语速率低于无损伤程度的下限值，说明患者进行音节连续重复、切换或轮替发音时出现了发音拖延和无声间隔（即停顿）延长等现象，从而导致连续音节产生语速过慢的问题。

2. 评估和短期目标监控示例

以一名 45 岁脑卒中女性患者谭某某的评估和短期目标监控为例进行介绍。

表 3–20、3–21、3–22、3–23、3–24 是该患者口腔轮替运动的浊音时长、音节时长、停顿时长、浊音速率和言语速率的测量结果。首次评估时该患者浊音时长未达到同年龄者的正常水平，损伤程度为 2 级（中度损伤）；音节时长未达到同年龄者的正常水平，损伤程度为 2 级（中度损伤）；停顿时长未达到同年龄者的正常水平，损伤程度为 3 级（重度损伤）；浊音速率未达到同年龄者的正常水平，损伤程度为 1 级（轻度损伤）；言语速率未达到同年龄者的正常水平，损伤程度为 1 级（轻度损伤）。首次评估结果表明，患者进行音节连续重复、切换或轮替发音时存在韵母延长、发音拖延和无声间隔（停顿）延长等不流利问题，导致语速过慢。

在该患者开始构音治疗 4 周（构音能力得到一定的提高）后开始针对其口腔轮替运动的流利性和语速功能开展训练。可首先采用唱音法结合声时实时反馈来进行训练（语料：无意义音节连续重复，/pa/、/ta/、/ka/；切换，/pata/、/paka/、/kata/；轮替，/pataka/），一方面加强患者构音器官协调运动的灵活性，一方面提高患者对言语的维持和对停顿的控制。其次再采用逐字增加句长法进行言语视听反馈训练（采用与患者已习得声母音位相关的语音重复语料，如“爸爸抱抱宝宝”），注意帮助患者缩短发音时长、停顿时长以及提高语速。现阶段设定的长期目标为浊音时长、音节时长、停顿时长以及浊音速率和言语速率的损伤程度均达到 0 级（正常）。

经过 2 周训练后进行短期目标监控，监控结果显示：浊音时长的损伤程度仍为 2 级（中度损伤），但是较首次评估有所改善，说明患者韵母延长的问题有所缓解；音节时长损伤程度降为 1 级（轻度损伤），患者发音延长的问题得到了较大的改善；停顿时长损伤程度降为 2 级（中度损伤），患者无声间隔（停顿）延长的问题有较明显的改善；浊音速率的损伤程度仍为 1 级（轻度损伤），但数值较首次评估有明显的提高，说明患者由于韵母延长所导致的语速过慢问题有所缓解；言语速率的损伤程度仍为 1 级（轻度损伤），但较首次评估明显提高，说明患者的语速过慢问题也得到了一定的改善。再经过 2 周训练后，再次监控发现：浊音时长的损伤程度降为 1 级（轻度损伤），表示患者韵母延长的问题得到了较好的改善；音节时长的损伤程度仍为 1 级（轻度损伤），但第二次监控时音节时长有所减少，发音延长的问题也得到了改善；停顿时长的损伤程度降为 1 级（轻度损伤），患者无声间隔（停顿）延长的问题明显有所缓解；浊音速率的损伤程度降为 0 级（正常），表示患者由于韵母延长所导致的语速过慢问题得到显著改善，达到现阶段的长期目标，后续治疗应以巩固强化为主；言语速率的损伤程度仍为 1 级（轻度损伤），但数值较第二次监控有明显提高，患者的语速过慢问题在一定程度上得到了缓解。后续治疗可在此基础上增加连续语音的语速（流利性）治疗，再逐渐向日常言语的训练过渡。

表 3-20　谭某某口腔轮替运动浊音时长的测量

日期	测试音节	浊音时长（ms）	损伤程度	
9 月 1 日	/pa/	2840	初始值	2
			目标值	0
9 月 15 日	/pa/	2750	最终值	2
9 月 29 日	/pa/	2500		1

表 3-21　谭某某口腔轮替运动音节时长的测量

日期	测试音节	音节数（个）	总时长（ms）	音节时长（ms）	损伤程度	
9 月 1 日	/pa/	12	4000	330	初始值	2
					目标值	0
9 月 15 日	/pa/	13	4000	310	最终值	1
9 月 29 日	/pa/	14	4000	280		1

表 3-22　谭某某口腔轮替运动停顿时长的测量

日期	测试音节	停顿次数（次）	总停顿时长（ms）	停顿时长（ms）	损伤程度	
9 月 1 日	/pa/	11	1100	110	初始值	3
					目标值	0
9 月 15 日	/pa/	12	1200	100	最终值	2
9 月 29 日	/pa/	13	1040	80		1

表 3-23　谭某某口腔轮替运动浊音速率的测量

日期	测试音节	音节数（个）	浊音时长（ms）	浊音速率（个 /s）	损伤程度	
9 月 1 日	/pa/	12	2840	4.23	初始值	1
					目标值	0
9 月 15 日	/pa/	13	2750	4.73	最终值	1
9 月 29 日	/pa/	14	2500	5.60		0

表 3-24　谭某某口腔轮替运动言语速率的测量

日期	测试音节	音节数（个）	总时长（ms）	言语速率（个 /s）	损伤程度	
9 月 1 日	/pa/	12	4000	3	初始值	1
					目标值	0
9 月 15 日	/pa/	13	4000	3.25	最终值	1
9 月 29 日	/pa/	14	4000	3.5		1

（二）连续语音能力短期目标监控的临床意义及示例

1. 评估方法及临床意义

（1）评估方法。

采用“看图说话”任务，出示“做家务”的场景图片（图 3-12），引导患者从“图片上有哪些东西？哪些人？这些人在做什么？”等方面描述图片内容。

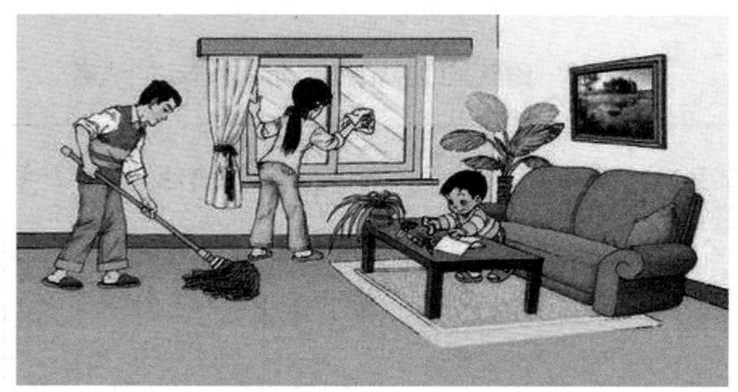

图 3-12 连续语音能力评估素材

具体分析步骤如下。

① 流利性和语速指标分析。选取患者连续、完整的 3 句话，分别剪切出这 3 句话的音频，并对每句话进行分析。

为避免声波图中的伪迹或电干扰，结合声波图和语谱图确定某句话的起始点，截取某句话的持续总时长并记录（图 3-13），同时记录音节数。

根据听感并结合声波图和语谱图确定某句话中每个停顿（即声波图上振幅为 0 且语谱图中没有能量的无声间隔）的起始点，截取每个停顿的停顿时长并记录（图 3-13），同时记录停顿次数。

将每个停顿的停顿时长相加，计算某句话的总停顿时长，将总时长减去总停顿时长得到某句话的构音时长。

根据公式进一步计算得到某句话的音节时长、停顿时长、构音速率和言语速率（音节时长 = 总时长 / 音节数；停顿时长 = 总停顿时长 / 停顿次数；构音速率 = 音节数 / 构音时长；言语速率 = 音节数 / 总时长）。

得到 3 句话的音节时长、停顿时长、构音速率和言语速率后进行求平

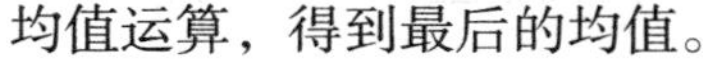
均值运算，得到最后的均值。

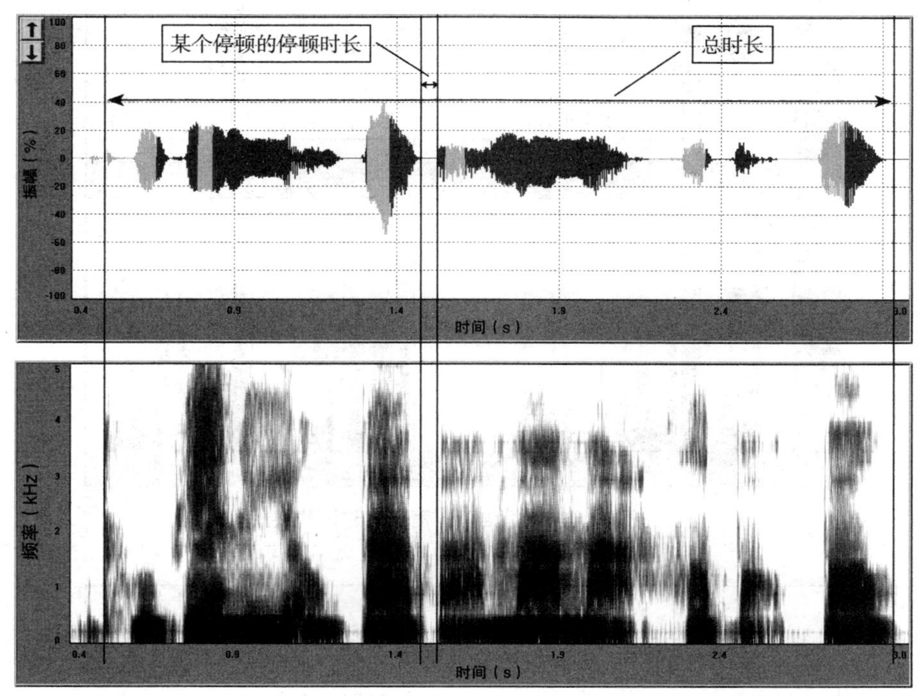

图 3-13 连续语音时长截取

② 节律和语调指标分析。选取患者连续、完整的 3 句话，并对这 3 句话进行分析。

根据听感结合声波图和语谱图确定出现重音的音节并确定这些音节的起始点，截取这 3 句话中每个重音音节的时长并记录（图 3-14），还要记录重音音节数和总音节数；将每个重音音节的时长相加计算重音音节总时长，根据公式（重音出现率 = 重音音节数 / 总音节数）计算得到重音出现率。

根据听感结合声波图和语谱图确定基频突变音节，记录基频突变音节数并计算基频突变出现率（基频突变出现率 = 基频突变音节数 / 总音节数）。

对 3 句话声波的基频和强度特征进行分析（图 3-15），得到言语基频、基频标准差、基频动态范围（有效范围）、言语幅度（强度）、幅度（强度）标准差、幅度（强度）动态范围（有效范围）。

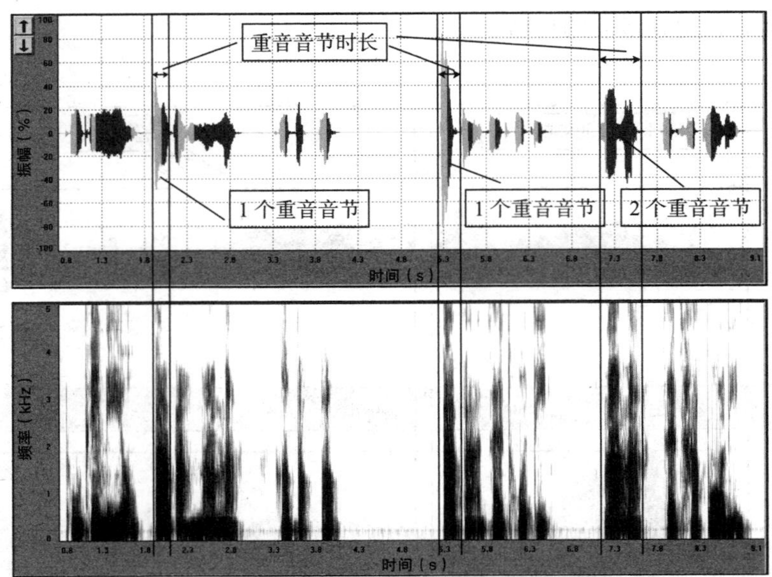

图 3-14 连续语音重音音节时长截取

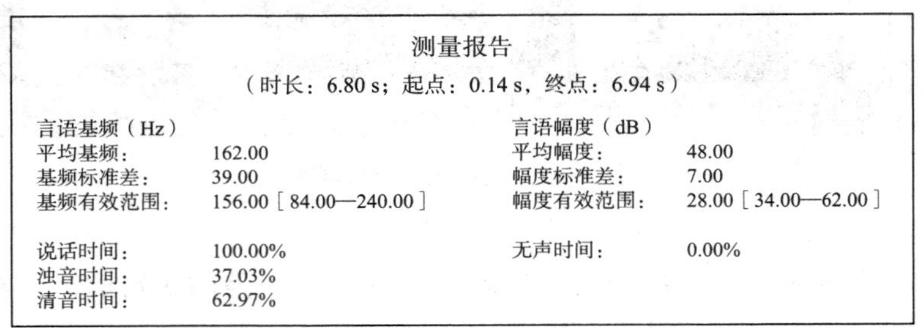

测量报告

（时长：6.80 s；起点：0.14 s，终点：6.94 s）

言语基频（Hz）		言语幅度（dB）	
平均基频：	162.00	平均幅度：	48.00
基频标准差：	39.00	幅度标准差：	7.00
基频有效范围：	156.00［84.00—240.00］	幅度有效范围：	28.00［34.00—62.00］
说话时间：	100.00%	无声时间：	0.00%
浊音时间：	37.03%		
清音时间：	62.97%		

图 3-15 连续语音基频和强度特征分析

（2）临床意义。

通过上述评估，可得到连续语音的音节时长、停顿时长两个反映流利性的指标。

① 如果患者的音节时长没有达到无损伤程度，即高于无损伤程度的上限值或低于无损伤程度的下限值，表明患者发连续语音时存在发音拖延或缩短等不流利现象，存在一定程度的连续语音流利性问题。

② 如果患者的停顿时长没有达到无损伤程度，即高于无损伤程度的上限值或低于无损伤程度的下限值，说明患者发连续语音时无声间隔（即停顿）存在延长或缩短等不流利现象，存在一定程度的连续语音流利性问题。

通过上述评估，可得到连续语音的构音速率、言语速率两个反映语速的指标。

① 如果测得的构音速率高于无损伤程度的上限值，说明患者发连续语音时出现了发音缩短现象，从而导致连续语音语速过快的问题；如果测得的构音速率低于无损伤程度的下限值，说明患者发连续语音时出现了发音拖延现象，从而导致连续语音语速过慢的问题。

② 如果测得的言语速率高于无损伤程度的上限值，说明患者发连续语音时出现了发音缩短或无声间隔（即停顿）缩短等现象，从而导致连续语音语速过快的问题；如果测得的言语速率低于无损伤程度的下限值，说明患者发连续语音时出现了发音拖延或无声间隔（即停顿）延长等现象，从而导致连续语音语速过慢的问题。

通过上述评估，可得到连续语音的幅度标准差、重音音节总时长和重音音节出现率三个反映节律的指标。

① 如果患者的幅度标准差低于无损伤程度的下限值，说明患者言语节律的响度变化单一；如果患者幅度标准差高于无损伤程度的上限值，说明患者言语节律的响度变化过大。

② 如果患者重音音节总时长或重音出现率低于无损伤程度的下限值，说明患者可能存在重音缺乏的问题；如果患者重音音节总时长或重音出现率高于无损伤程度的上限值，说明患者可能存在重音过度的问题。

通过上述评估，可得到言语基频标准差、言语基频动态范围和基频突变出现率三个反映语调的指标。

① 如果患者言语基频标准差或言语基频动态范围低于无损伤程度的下限值，说明患者存在语调单一的问题；如果患者言语基频标准差或言语基频动态范围高于无损伤程度的上限值，说明患者存在语调变化过大的问题。

② 如果患者基频突变出现率高于无损伤程度的上限值，说明患者可能存在语调控制能力缺乏的问题。

2. 评估和短期目标监控示例

以一名 45 岁脑卒中女性患者谭某某的评估和短期目标监控为例进行介绍。

（1）连续语音流利性和语速指标评估和监控。

表3-25、3-26、3-27、3-28是该患者连续语音的音节时长、停顿时长、构音速率和言语速率的测量结果。首次评估显示该患者音节时长未达到同年龄者的正常水平，损伤程度为3级（重度损伤）；停顿时长未达到同年龄者的正常水平，损伤程度为3级（重度损伤）；构音速率未达到同年龄者的正常水平，损伤程度为2级（中度损伤）；言语速率未达到同年龄者的正常水平，损伤程度为2级（中度损伤）。首次评估结果表明患者发连续语音时存在发音拖延和无声间隔（即停顿）延长等不流利问题，从而导致语速过慢。

在针对该患者口腔轮替运动的流利性和语速功能进行训练2周后可增加连续语音的语速（流利性）治疗。首先采用逐字增加句长法进行言语视听反馈训练（采用与患者已习得声母音位相关的语音切换和语音轮替语料，如“表妹喜欢斑马”“爸爸买泡芙”），增强患者的言语呼吸支持能力，帮助患者缩短连续语音的发音时长和停顿时长并提高语速，再在逐字增加句长法的基础上结合重读治疗法（语料同上）进行言语视听反馈训练，从慢板开始训练，逐渐过渡到行板。现阶段设定的长期目标为音节时长和停顿时长的损伤程度达到1级（轻度损伤），构音速率和言语速率的损伤程度达到0级（正常）。

经过2周训练后进行短期目标监控，监控结果显示：音节时长损伤程度降为2级（中度损伤），患者连续语音时发音延长的问题得到了改善；停顿时长损伤程度仍为3级（重度损伤），但较首次评估时停顿时长有所缩短，说明患者无声间隔（即停顿）延长的问题有一定的缓解；构音速率的损伤程度仍为2级（中度损伤），说明连续语音语速过慢问题也得到了一定的改善。再经过2周训练后，再次监控发现：音节时长的损伤程度仍为2级（中度损伤），但音节时长较第二次监控时有所缩短，发音延长的问题在一定程度上得到改善；停顿时长的损伤程度降为2级（中度损伤），患者连续语音无声间隔（停顿）延长的问题明显改善；构音速率的损伤程度降为1级（轻度损伤），说明患者由于发音延长所导致的连续语音语速过慢问题得到较大的改善；言语速率的损伤程度仍为2级（中度损伤），但较第二次监控明显提高，患者连续语音语速过慢的问题有一定的缓解。后续治疗仍应继续采用逐字增加句长法和重读治疗法结合实时视听反馈进行训练，并适当增加训练难度，同时可增加语速控制训练。

表 3-25　谭某某连续语音音节时长的测量

<table>
<tr><th>日期</th><th>音节数（个）</th><th>总时长（ms）</th><th>音节时长（ms）</th><th colspan="2">损伤程度</th></tr>
<tr><td rowspan="2">9 月 29 日</td><td rowspan="2">14</td><td rowspan="2">7980</td><td rowspan="2">570</td><td>初始值</td><td>3</td></tr>
<tr><td>目标值</td><td>1</td></tr>
<tr><td>10 月 13 日</td><td>15</td><td>7650</td><td>510</td><td rowspan="3">最终值</td><td>2</td></tr>
<tr><td>10 月 27 日</td><td>16</td><td>7520</td><td>470</td><td>2</td></tr>
<tr><td></td><td></td><td></td><td></td><td></td></tr>
</table>

表 3-26　谭某某连续语音停顿时长的测量

<table>
<tr><th>日期</th><th>停顿次数（次）</th><th>总停顿时长（ms）</th><th>停顿时长（ms）</th><th colspan="2">损伤程度</th></tr>
<tr><td rowspan="2">9 月 29 日</td><td rowspan="2">6</td><td rowspan="2">2880</td><td rowspan="2">480</td><td>初始值</td><td>3</td></tr>
<tr><td>目标值</td><td>1</td></tr>
<tr><td>10 月 13 日</td><td>5</td><td>2300</td><td>460</td><td rowspan="3">最终值</td><td>3</td></tr>
<tr><td>10 月 27 日</td><td>5</td><td>2050</td><td>410</td><td>2</td></tr>
<tr><td></td><td></td><td></td><td></td><td></td></tr>
</table>

表 3-27　谭某某连续语音构音速率的测量

<table>
<tr><th>日期</th><th>音节数（个）</th><th>构音时长（ms）</th><th>构音速率（个/s）</th><th colspan="2">损伤程度</th></tr>
<tr><td rowspan="2">9 月 29 日</td><td rowspan="2">14</td><td rowspan="2">5020</td><td rowspan="2">2.79</td><td>初始值</td><td>2</td></tr>
<tr><td>目标值</td><td>0</td></tr>
<tr><td>10 月 13 日</td><td>15</td><td>5350</td><td>2.80</td><td rowspan="3">最终值</td><td>2</td></tr>
<tr><td>10 月 27 日</td><td>16</td><td>5470</td><td>2.93</td><td>1</td></tr>
<tr><td></td><td></td><td></td><td></td><td></td></tr>
</table>

表 3-28　谭某某连续语音言语速率的测量

<table>
<tr><th>日期</th><th>音节数（个）</th><th>总时长（ms）</th><th>言语速率（个/s）</th><th colspan="2">损伤程度</th></tr>
<tr><td rowspan="2">9 月 29 日</td><td rowspan="2">14</td><td rowspan="2">7900</td><td rowspan="2">1.77</td><td>初始值</td><td>2</td></tr>
<tr><td>目标值</td><td>0</td></tr>
</table>

续表

<table>
<tr><th>日期</th><th>音节数（个）</th><th>总时长（ms）</th><th>言语速率（个/s）</th><th colspan="2">损伤程度</th></tr>
<tr><td>10 月 13 日</td><td>15</td><td>7650</td><td>1.96</td><td rowspan="3">最终值</td><td>2</td></tr>
<tr><td>10 月 27 日</td><td>16</td><td>7520</td><td>2.13</td><td>2</td></tr>
<tr><td></td><td></td><td></td><td></td><td></td></tr>
</table>

（2）连续语音节律和语调指标评估和监控。

表 3-29、3-30 是该患者连续语音的幅度（强度）标准差、重音音节总时长、重音出现率的测量结果。首次评估显示，该患者幅度（强度）标准差未达到同年龄者的正常水平，损伤程度为 3 级（重度损伤）；重音音节总时长未达到同年龄者的正常水平，损伤程度为 1 级（轻度损伤）；重音出现率达到无损伤程度。结果说明患者言语节律的强度变化单一且存在一定的重音缺乏问题。表 3-31、3-32 是该患者言语基频标准差、言语基频动态范围和基频突变出现率的测量结果。首次评估显示，言语基频标准差和言语基频动态范围均未达到同年龄者的正常水平，损伤程度为 3 级（重度损伤）；基频突变出现率达到无损伤程度。结果表明患者存在语调单一的问题。

可在开展连续语音语速（流利性）治疗的同时进行连续语音语调和节律治疗。首先采用音调梯度训练法和响度梯度训练法结合音调和响度实时反馈进行训练（采用与患者已习得声母音位相关的语音切换和语音轮替语料，如“表妹喜欢斑马”“爸爸买泡芙”），帮助患者增加言语时音调控制和响度控制的能力。再采用重读治疗法（语料同上）进行言语视听反馈训练，注意帮助患者提高控制音调和响度变化的能力，改善重音缺乏。现阶段设定的长期目标为幅度（强度）标准差、言语基频标准差和言语基频动态范围的损伤程度均达到 1 级（轻度损伤），重音音节总时长达到 0 级（正常）。

经过 2 周训练后进行短期目标监控，监控结果显示：幅度（强度）标准差的损伤程度降为 2 级（中度损伤），患者连续语音响度变化单一的问题有了明显改善；重音音节总时长损伤程度仍为 1 级，但较首次评估有所增加，重音缺乏的问题有所改善；基频标准差和基频动态范围的损伤程度均降为 2 级（中度损伤），患者连续语音语调单一的问题显著改善。再经过 2 周训练后，再次监控发现：幅度（强度）标准差损伤程度降为 1 级（轻度损伤），表明患者连续语音响度变化单一得到明显改善，达到现阶段的长期目标，后续治疗以巩固强化为主；重音音节总时长损伤程度降为 0 级（正常），达到同年龄正常人水平，也达到现阶段的长期目标，后续治疗应以巩固强化为主；基频标准差和基频动态范围的损伤程度仍为 2 级（中度损伤），但数值较第二次监控时明显提高，连续语音语调单一的问题得到一定程度的改善，后续治疗应以改善患者语调单一问题为主，主要采用音调梯度训练法和重读治疗法结合实时视听反馈进行，同时可增加语调练习。

表 3-29　谭某某连续语音幅度（强度）标准差测量

<table>
<tr><th>日期</th><th>幅度（dB）</th><th>幅度（强度）
标准差（dB）</th><th>幅度动态范围（dB）</th><th colspan="2">损伤程度</th></tr>
<tr><td rowspan="2">9 月 29 日</td><td rowspan="2">49</td><td rowspan="2">5</td><td rowspan="2">35</td><td>初始值</td><td>3</td></tr>
<tr><td>目标值</td><td>1</td></tr>
<tr><td>10 月 13 日</td><td>52</td><td>7</td><td>40</td><td rowspan="3">最终值</td><td>2</td></tr>
<tr><td>10 月 27 日</td><td>55</td><td>9</td><td>46</td><td>1</td></tr>
<tr><td></td><td></td><td></td><td></td><td></td></tr>
</table>

表 3-30　谭某某连续语音重音音节总时长和重音出现率测量

<table>
<tr><th>日期</th><th>重音音节总时长（ms）</th><th colspan="2">损伤程度</th><th>重音音节数（个）</th><th>总音节数（个）</th><th>重音出现率（%）</th><th colspan="2">损伤程度</th></tr>
<tr><td rowspan="2">9 月 29 日</td><td rowspan="2">1000</td><td>初始值</td><td>1</td><td rowspan="2">7</td><td rowspan="2">42</td><td rowspan="2">16.7</td><td>初始值</td><td>0</td></tr>
<tr><td>目标值</td><td>0</td><td>目标值</td><td></td></tr>
<tr><td>10 月 13 日</td><td>1215</td><td rowspan="3">最终值</td><td>1</td><td></td><td></td><td></td><td rowspan="3">最终值</td><td></td></tr>
<tr><td>10 月 27 日</td><td>1307</td><td>0</td><td></td><td></td><td></td><td></td></tr>
<tr><td></td><td></td><td></td><td></td><td></td><td></td><td></td></tr>
</table>

表 3-31 谭某某连续语音言语基频标准差和言语基频动态范围的测量

<table>
<tr><th>日期</th><th>言语基频（Hz）</th><th>言语基频标准差（Hz）</th><th colspan="2">损伤程度</th><th>言语基频动态范围（Hz）</th><th colspan="2">损伤程度</th></tr>
<tr><td rowspan="2">9 月 29 日</td><td rowspan="2">233</td><td rowspan="2">23</td><td>初始值</td><td>3</td><td rowspan="2">101</td><td>初始值</td><td>3</td></tr>
<tr><td>目标值</td><td>1</td><td>目标值</td><td>1</td></tr>
<tr><td>10 月 13 日</td><td>225</td><td>34</td><td rowspan="3">最终值</td><td>2</td><td>137</td><td rowspan="3">最终值</td><td>2</td></tr>
<tr><td>10 月 27 日</td><td>227</td><td>40</td><td>2</td><td>155</td><td>2</td></tr>
<tr><td></td><td></td><td></td><td></td><td></td><td></td></tr>
</table>

表 3-32 谭某某连续语音基频突变出现率的测量

<table>
<tr><th>日期</th><th>基频突变音节数（个）</th><th>总音节数（个）</th><th>基频突变出现率（%）</th><th colspan="2">损伤程度</th></tr>
<tr><td rowspan="2">9 月 29 日</td><td rowspan="2">0</td><td rowspan="2">42</td><td rowspan="2">0</td><td>初始值</td><td>0</td></tr>
<tr><td>目标值</td><td></td></tr>
<tr><td></td><td></td><td></td><td></td><td rowspan="3">最终值</td><td></td></tr>
<tr><td></td><td></td><td></td><td></td><td></td></tr>
<tr><td></td><td></td><td></td><td></td><td></td></tr>
</table>

ICF 运动性言语障碍治疗疗效评价

在实施阶段治疗计划的过程中，根据患者能力和训练安排，可在阶段中期和末期或仅在阶段末期再次进行 ICF 构音语音功能评估，以便对治疗效果进行整体评价，如表 3-33 所示。

表 3-33　ICF 运动性言语障碍治疗疗效评价表

<table>
<tr><th colspan="2" rowspan="4">ICF 类目组合</th><th colspan="5">初期评估</th><th rowspan="4">目标值</th><th colspan="6">中期评估
（康复第　周）</th><th rowspan="4">目标达成</th><th colspan="6">末期评估
（康复第　周）</th><th rowspan="4">目标达成</th></tr>
<tr><th colspan="5">ICF 限定值</th><th colspan="6">ICF 限定值</th><th colspan="6">ICF 限定值</th></tr>
<tr><th colspan="5">问题</th><th rowspan="2">干预</th><th colspan="5">问题</th><th rowspan="2">干预</th><th colspan="5">问题</th></tr>
<tr><th>0</th><th>1</th><th>2</th><th>3</th><th>4</th><th>0</th><th>1</th><th>2</th><th>3</th><th>4</th><th>0</th><th>1</th><th>2</th><th>3</th><th>4</th></tr>
<tr><td rowspan="7">b320 构音功能</td><td>声母音位获得</td><td></td><td></td><td></td><td></td><td></td><td></td><td></td><td></td><td></td><td></td><td></td><td></td><td></td><td></td><td></td><td></td><td></td><td></td><td></td><td></td></tr>
<tr><td>声母音位对比</td><td></td><td></td><td></td><td></td><td></td><td></td><td></td><td></td><td></td><td></td><td></td><td></td><td></td><td></td><td></td><td></td><td></td><td></td><td></td><td></td></tr>
<tr><td>构音清晰度</td><td></td><td></td><td></td><td></td><td></td><td></td><td></td><td></td><td></td><td></td><td></td><td></td><td></td><td></td><td></td><td></td><td></td><td></td><td></td><td></td></tr>
<tr><td>口部感觉</td><td></td><td></td><td></td><td></td><td></td><td></td><td></td><td></td><td></td><td></td><td></td><td></td><td></td><td></td><td></td><td></td><td></td><td></td><td></td><td></td></tr>
<tr><td>下颌运动</td><td></td><td></td><td></td><td></td><td></td><td></td><td></td><td></td><td></td><td></td><td></td><td></td><td></td><td></td><td></td><td></td><td></td><td></td><td></td><td></td></tr>
<tr><td>唇运动</td><td></td><td></td><td></td><td></td><td></td><td></td><td></td><td></td><td></td><td></td><td></td><td></td><td></td><td></td><td></td><td></td><td></td><td></td><td></td><td></td></tr>
<tr><td>舌运动</td><td></td><td></td><td></td><td></td><td></td><td></td><td></td><td></td><td></td><td></td><td></td><td></td><td></td><td></td><td></td><td></td><td></td><td></td><td></td><td></td></tr>
</table>

续表

ICF 类目组合			初期评估					目标值	中期评估（康复第　周）						目标达成	末期评估（康复第　周）						目标达成
			ICF 限定值						ICF 限定值							ICF 限定值						
			问题						干预	问题						干预	问题					
			0	1	2	3	4			0	1	2	3	4			0	1	2	3	4	
b3300 言语流利	口腔轮替运动	浊音时长																				
		音节时长																				
		停顿时长																				
	连续语音	音节时长																				
		停顿时长																				
b3301 言语节律	幅度（强度）标准差																					
	重音音节总时长																					
	重音出现率																					
b3302 语速	口腔轮替运动	浊音速率																				
		言语速率																				
	连续语音	构音速率																				
		言语速率																				

续表

<table>
<tr><th colspan="2" rowspan="4">ICF 类目组合</th><th colspan="5">初期评估</th><th rowspan="4">目标值</th><th colspan="6">中期评估
（康复第　周）</th><th rowspan="4">目标达成</th><th colspan="6">末期评估
（康复第　周）</th><th rowspan="4">目标达成</th></tr>
<tr><th colspan="5">ICF 限定值</th><th colspan="6">ICF 限定值</th><th colspan="6">ICF 限定值</th></tr>
<tr><th colspan="5">问题</th><th rowspan="2">干预</th><th colspan="5">问题</th><th rowspan="2">干预</th><th colspan="5">问题</th></tr>
<tr><th>0</th><th>1</th><th>2</th><th>3</th><th>4</th><th>0</th><th>1</th><th>2</th><th>3</th><th>4</th><th>0</th><th>1</th><th>2</th><th>3</th><th>4</th></tr>
<tr><td rowspan="3">b3303
语调</td><td>言语基频标准差</td><td></td><td></td><td></td><td></td><td></td><td></td><td></td><td></td><td></td><td></td><td></td><td></td><td></td><td></td><td></td><td></td><td></td><td></td><td></td><td></td></tr>
<tr><td>言语基频动态范围</td><td></td><td></td><td></td><td></td><td></td><td></td><td></td><td></td><td></td><td></td><td></td><td></td><td></td><td></td><td></td><td></td><td></td><td></td><td></td><td></td></tr>
<tr><td>基频突变出现率</td><td></td><td></td><td></td><td></td><td></td><td></td><td></td><td></td><td></td><td></td><td></td><td></td><td></td><td></td><td></td><td></td><td></td><td></td><td></td><td></td></tr>
</table>

第四章

运动性言语障碍治疗个别化康复案例

本章主要采用案例分析的形式具体讲解运动性言语障碍治疗的过程。首先以脑外伤后弛缓型神经性言语障碍患者和脑卒中后痉挛型神经性言语障碍患者为例，详细阐述构音治疗的过程；其次以帕金森病致运动不及型神经性言语障碍患者和小脑病变后运动失调型神经性言语障碍患者为例详细阐述言语韵律治疗的过程。具体包括患者基本信息的填写、ICF 构音语音功能评估、ICF 构音语音治疗计划的制订、构音语音治疗过程及实时监控、短期目标监控和疗效评价等。

脑外伤后弛缓型神经性言语障碍的个别化康复案例

本节以某脑外伤后弛缓型神经性言语障碍患者的构音治疗为例具体阐述 ICF 框架下运动性言语障碍构音治疗的实施过程。

案例 1：ICF 构音语音功能评估和治疗计划制订

一、患者基本信息

通过询问家属病史、家族史、康复史以及查阅该患者的相关诊断、治疗和康复材料收集患者的基本信息，与患者进行简单会话，初步得到患者的能力情况，如表 4-1 所示。

表 4-1　患者基本信息表

患者基本信息

姓　名：刘某某　出生日期：1975 年 11 月 23 日　性别：☑男　□女

检查者：张某某　评估日期：2018 年 10 月 15 日　编号：______

类　型：□智障____　□听障____　□脑瘫____　□孤独症____　□发育迟缓____

□失语症____　☑神经性言语障碍（构音障碍）弛缓型

□言语失用症____　□其他____

主要交流方式：☑口语　□图片　□肢体动作　□基本无交流

听 力 状 况：☑正常　□异常　听力设备：□人工耳蜗　□助听器　补偿效果____

进 食 状 况：正常。

言语、语言、认知状况：言语方面，说话气短、气息声、响度小、鼻音重、声韵母构音不清、构音动作弛缓；语言和认知方面，基本正常。

口部触觉感知状况：正常。

案例 1：构音语音治疗过程、实时监控和疗效评价

二、ICF 构音语音功能评估

（一）构音语音功能精准评估

按照本书第二章所述对该患者进行构音语音功能评估，因本节主要围绕该案例的构音治疗展开描述，以下仅呈现其构音能力和口部运动功能的精准评估结果。

构音能力精准评估结果：声母音位获得 5 个，声母音位对比习得 4 对，构音清晰度为 21.05%。

口部运动功能精准评估结果：口部感觉功能得分为 72%，下颌运动功能得分为 81%，唇运动功能得分为 53%，舌运动功能得分为 34%。

（二）ICF 构音语音功能评估

将上述所得构音能力和口部运动功能精准评估结果导入 ICF 转换器进行功能损伤程度的转换（仅进行与评估结果相关的 b320 构音功能的转换），并对评估结果进行具体的描述和分析，如表 4-2 所示。

表 4-2　ICF 构音语音功能评估表

<table>
<tr><td colspan="3">身体功能，即人体系统的生理功能损伤程度</td><td>无损伤</td><td>轻度损伤</td><td>中度损伤</td><td>重度损伤</td><td>完全损伤</td><td>未特指</td><td>不适用</td></tr>
<tr><td colspan="3"></td><td>0</td><td>1</td><td>2</td><td>3</td><td>4</td><td>8</td><td>9</td></tr>
<tr><td rowspan="7">b320</td><td rowspan="7">构音功能（Articulation functions）</td><td>声母音位习得（获得）</td><td>☐</td><td>☐</td><td>☐</td><td>☑</td><td>☐</td><td>☐</td><td>☐</td></tr>
<tr><td>声母音位对比</td><td>☐</td><td>☐</td><td>☐</td><td>☑</td><td>☐</td><td>☐</td><td>☐</td></tr>
<tr><td>构音清晰度</td><td>☐</td><td>☐</td><td>☐</td><td>☑</td><td>☐</td><td>☐</td><td>☐</td></tr>
<tr><td>口部感觉</td><td>☐</td><td>☐</td><td>☑</td><td>☐</td><td>☐</td><td>☐</td><td>☐</td></tr>
<tr><td>下颌运动</td><td>☐</td><td>☑</td><td>☐</td><td>☐</td><td>☐</td><td>☐</td><td>☐</td></tr>
<tr><td>唇运动</td><td>☐</td><td>☐</td><td>☑</td><td>☐</td><td>☐</td><td>☐</td><td>☐</td></tr>
<tr><td>舌运动</td><td>☐</td><td>☐</td><td>☐</td><td>☑</td><td>☐</td><td>☐</td><td>☐</td></tr>
</table>

续表

<table>
<tr><td colspan="2">身体功能，即人体系统的生理功能损伤程度</td><td>无损伤</td><td>轻度损伤</td><td>中度损伤</td><td>重度损伤</td><td>完全损伤</td><td>未特指</td><td>不适用</td></tr>
<tr><td colspan="2"></td><td>0</td><td>1</td><td>2</td><td>3</td><td>4</td><td>8</td><td>9</td></tr>
<tr><td rowspan="3">b320</td><td colspan="8">产生言语声的功能。包含构音清晰功能、构音音位习得（获得）功能。功能受损时表现为痉挛型、运动失调型、弛缓型神经性言语障碍等中枢神经损伤的构音障碍。不包含语言心智功能（b167）、嗓音功能（b310）。</td></tr>
<tr><td colspan="8">信息来源：☑病史 □问卷调查 ☑临床检查 □医技检查</td></tr>
<tr><td colspan="8">问题描述：
1. 已掌握声母个数 5 个↓，正常范围是 21 个；声母音位获得能力重度损伤。
2. 已掌握声母音位对 4 对↓，正常范围是 25 对；声母音位对比能力属于重度损伤。
3. 构音清晰度得分为 21.05%↓，正常范围≥96%；构音语音能力重度损伤。
4. 口部感觉得分为 72%↓；患者允许刺激，但是有明显的消极反应（如呕吐、将头部向后撤、远离刺激）；口部感觉处于中度损伤。
5. 下颌运动得分为 81%↓；能完成目标动作，但控制略差；下颌运动轻度损伤。
6. 唇运动得分为 53%↓；存在结构异常，或运动范围未达到正常水平，或无法连续运动，或用其他构音器官的动作代偿或辅助目标动作；唇运动中度损伤。
7. 舌运动得分为 34%↓；努力做目标动作而未成功，用头、眼或其他肢体动作来代偿；舌运动重度损伤。
进一步描述：
1. 声母音位获得处于第二阶段，已获得声母有 /b、m、d、h/、/t/，受损声母有 /p、g、k、n/、/f、j、q、x/、/l、z、s、r/、/c、zh、ch、sh/。
训练建议：对第二阶段受损的声母音位进行音位诱导、音位获得训练。
（1）音位诱导：可借助口部运动治疗方法找到正确的发音部位和发音方式。
（2）音位获得：选择模仿复述的方法并结合言语支持训练，选择停顿起音、音节时长或音调变化的实时视听反馈训练（具体参见言语障碍测量仪软件）。
2. 已获得声母音位对有 4 对，受损声母音位对有 21 对。
训练建议：对受损的音位对进行音位对比训练。
（1）听觉识别：进行受损音位对的听觉识别训练；
（2）音位对比：选择模仿复述的方法，并结合重读治疗法中行板节奏一进行视听反馈训练（具体参见构音测量与训练仪软件）。</td></tr>
</table>

三、ICF 构音语音治疗计划的制订

本节主要针对该案例的构音治疗进行讲解，故在此仅介绍如何针对 b320 构音功能制订治疗计划。

（一）确定训练音位

由构音能力精准评估结果可知，患者受损的声母音位有 /p、g、k、n/、/f、j、q、x/、/l、z、s、r/、/c、zh、ch、sh/，可按照声母音位获得难易顺序结合其构音部位开展治疗。根据患者的学习和接受能力，确定本阶段（2 个月）所需要训练的音位为 /p、g、k、n/、/f、j、q、x/。

（二）选择训练内容和方法

针对本阶段待训练的声母音位开展音位诱导、音位获得和音位对比训练，根据患者能力选择对应的训练内容。如可根据患者嗓音功能和言语韵律功能的情况以及训练需求，在进行音位获得训练时结合停顿起音和音调、响度变化的言语支持训练。口部运动功能治疗主要在进行上述受损音位的音位诱导训练时开展，因此应确定本阶段待训练的声母音位和主要韵母音位构音所需要且精准评估中未达到正常的口部运动项目，如声母音位 /p/ 构音需要唇闭合，而患者该项评估未达到正常，因此应选择唇运动训练项目中的“提高唇闭合运动”。

（三）确定实施人员和治疗目标

治疗计划的制订还需确定治疗计划的实施人员和治疗目标，具体如表 4-3 所示。

表 4-3　ICF 构音语音治疗计划表

<table>
<tr><th colspan="2">治疗任务</th><th>治疗方法</th><th>康复医师</th><th>护士</th><th>言语治疗师</th><th>特教教师</th><th>初始值</th><th>目标值</th><th>最终值</th></tr>
<tr><td rowspan="3">b320
构音
功能</td><td rowspan="2">声母音位
获得</td><td rowspan="3">训练音位：/p、g、k、n/、/f、j、q、x/
☑ 音位诱导
☑ 发音部位
☑ 发音方式
☑ 音位获得
☑ 单音节词</td><td></td><td></td><td>√</td><td></td><td>3</td><td>2</td><td>2</td></tr>
<tr><td></td><td></td><td>√</td><td></td><td>3</td><td>2</td><td>2</td></tr>
<tr><td>声母音位
对比</td><td></td><td></td><td>√</td><td></td><td>3</td><td>2</td><td>2</td></tr>
</table>

续表

治疗任务		治疗方法	康复医师	护士	言语治疗师	特教教师	初始值	目标值	最终值
b320 构音 功能	构音 清晰度	☑ 双音节词 ☑ 三音节词 ☑ 音位对比 ☑ 听说对比 ☑ 言语重读 ☑ 行板节奏一 ☑ 言语支持 ☑ 停顿起音 □ 音节时长 ☑ 音调、响度变化 □ 语音自反馈							
	口部感觉	☑ 改善颊、鼻、唇、牙龈、硬腭，以及舌前、中、后部感觉			√		2	1	1
	下颌运动	□ 提高咬肌肌力 □ 提高下颌向下、上、左、右运动能力 □ 提高下颌前伸运动能力 ☑ 提高下颌上下、左右连续运动能力			√		1	0	0
	唇运动	☑ 改善流涎、唇面部肌力 ☑ 提高展、圆、圆展交替运动能力 ☑ 提高唇闭合运动能力 ☑ 提高唇齿接触运动能力			√		2	1	1
	舌运动	☑ 提高舌肌力 □ 提高舌尖前伸运动能力 ☑ 提高舌尖上舔唇、齿龈、硬腭，舌尖左舔、右舔嘴角运动能力 □ 提高舌尖左右、前后、上下交替运动能力 ☑ 改善马蹄形、舌两侧缘上抬模式 ☑ 改善舌前、后部上抬模式			√		3	2	2

四、构音语音治疗过程及实时监控

本阶段治疗计划持续 2 个月，每周根据患者能力情况、家庭情况以及科室安排来确定个别化康复次数（一周 3—5 次），每次训练以 35—50 分钟为宜。下面主要以该患者的一次个别化康复训练过程为例（声母音位 /p/ 的音位诱导和音位获得训练）来进行详细讲解。

（一）治疗设备及辅具

构音测量与训练仪软件和言语障碍测量仪软件，唇运动训练器、压舌板、镜子、羽毛或蜡烛等。

（二）治疗过程

1. 前测（3—5 分钟）

（1）音位获得前测。采用构音测量与训练仪软件进行前测（图 4-1），选择前测语料“/pɑ/ 爬、/pi/ 皮、/pu/ 扑”，采用复述的形式，让患者每个音节说三次并录音，记录音位 /p/ 的发音正确与否（正确记为 1，错误记为 0），并计算正确率，具体结果见表 4-4。

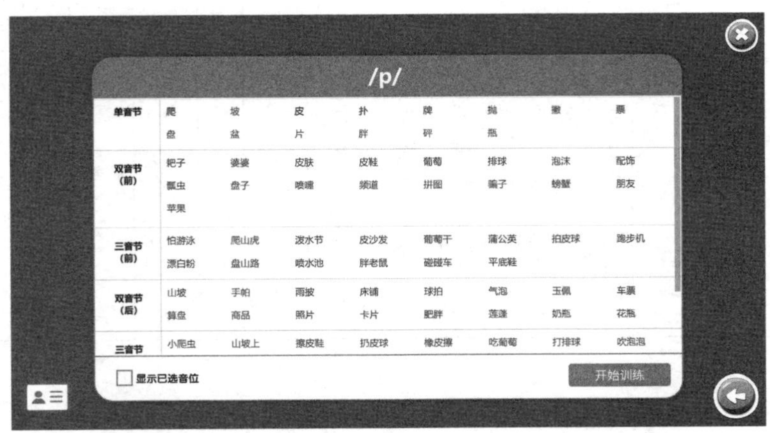

A. 选择语料

图 4-1　音位获得前测

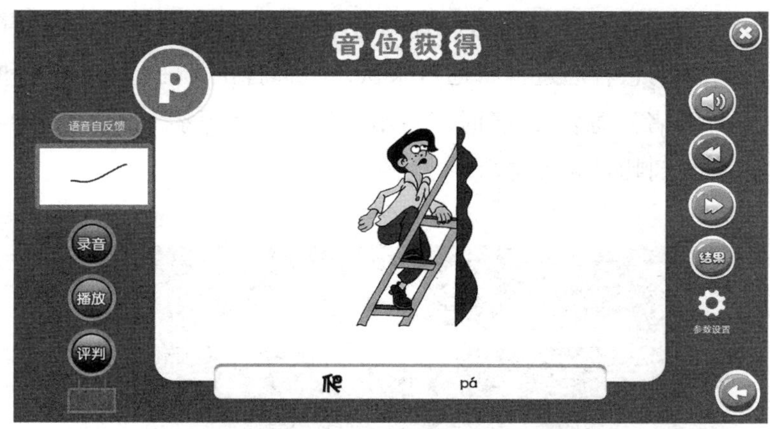

B. 进行前测

图 4-1　音位获得前测

（2）言语支持前测。采用言语障碍测量仪软件进行前测，本次训练仅进行音调变化训练，因此只需进行音调变化的测量。音调变化要求测量患者用习惯音调说词语的平均基频和升高音调说词语的平均基频（图 4-2），并比较两次的测量结果是否有明显差异，差异明显是指两次测量的差异在 10%—20% 以上，具体结果见表 4-5。

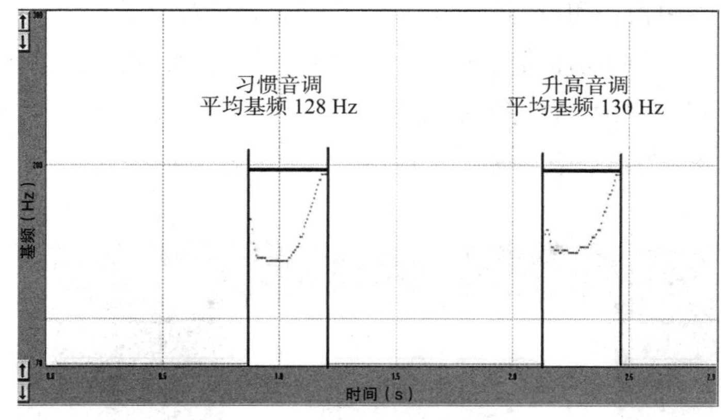

图 4-2　言语支持前测

2. 声母音位 /p/ 的音位诱导（15—20 分钟）

患者常常将音位 /p/ 歪曲，既未掌握其发音部位也未掌握其发音方式，因此应帮助患者找到正确的发音部位，建立正确的构音运动，掌握正确的发音方式。

（1）发音认识。首先借助构音测量与训练仪软件中的发音教育视频（图 4-3），帮助患者通过视听通道来认识目标音位 /p/ 的发音部位和发音方式，引导患者注意发 /p/ 音时双唇用力闭合，并观察发音时伴有的大量气流呼出，找到其问题所在。

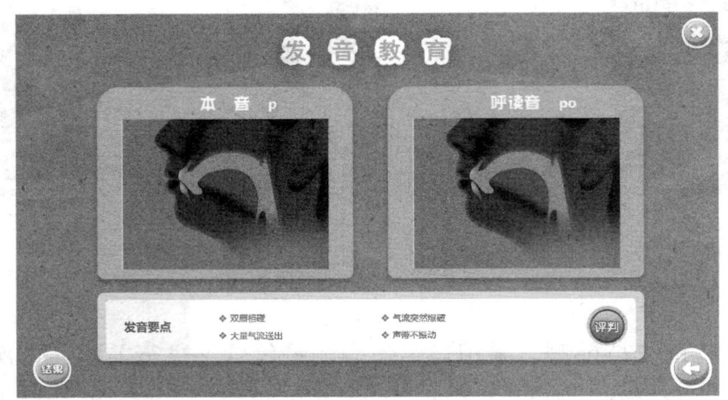

图 4-3 发音教育

（2）找到发音部位并建立正确的构音运动。治疗师在镜子前示范双唇紧闭的动作，让患者看着镜子跟着模仿该动作，找到正确的发音部位。然后采用构音测量与训练仪软件口部运动治疗部分的夹住压舌板法（图 4-4），治疗师将压舌板放于患者双唇之间，患者用嘴唇横夹压舌板或竖夹压舌板，坚持 5 秒，重复数次，促进唇闭合。接着要求患者双唇紧闭，再分开，发出一个亲吻声，建立正确的构音运动。

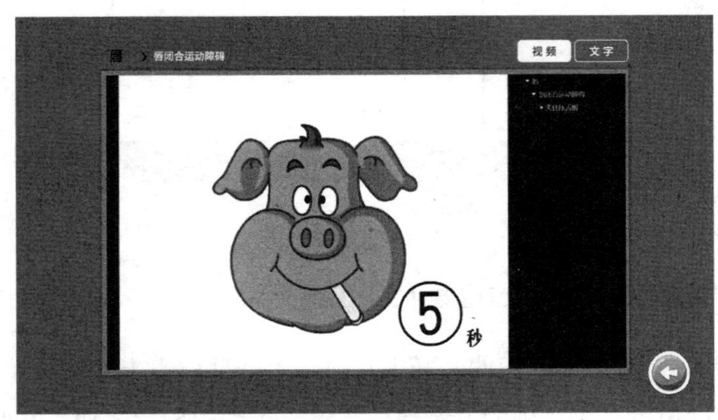

图 4-4 唇闭合运动训练法

（3）掌握正确的发音方式。将羽毛或点燃的蜡烛放在嘴前，让患者观察发 /p/ 音时抖动的羽毛或火苗，帮助患者理解 /p/ 的送气特征；结合快速用力呼气法进行训练，采用腹式呼吸深吸气，用力呼气的同时发 /p/（本音）。通过羽毛或蜡烛感知呼气，帮助患者掌握 /p/ 的送气特征，可逐渐增加辅具和患者之间的距离来增加难度。

3. 声母音位 /p/ 的音位获得（10—15 分钟）

在初步诱导出声母音位 /p/ 后，进行与 /p/ 相关的单音节词的恢复训练，以巩固新诱导出的声母音位 /p/。

（1）传统治疗。可采用构音测量与训练仪软件进行 /p/ 的音位获得训练，首先选择本次需要训练的单音节词“爬、坡、皮、扑、牌、抛、撇、票”，然后采用模仿复述的形式进行训练，在训练过程中可以将患者的发音录制下来并播放给患者听，利用听觉反馈来强化患者声母 /p/ 的单音节词发音（图 4–5）。

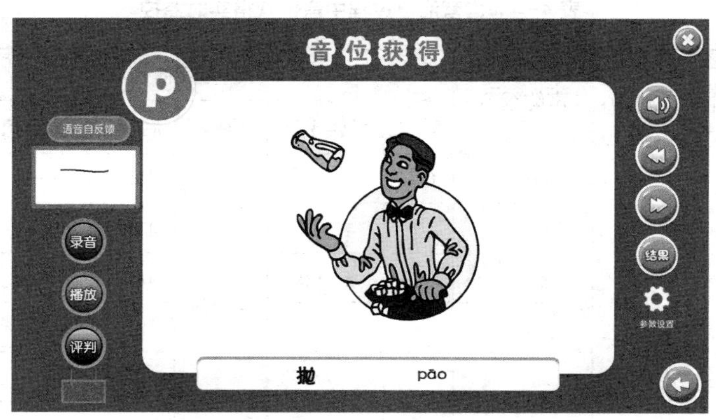

图 4–5　/p/ 的音位获得训练

（2）实时反馈治疗。该患者存在语调单一的问题，在开展音位获得训练时可结合音调变化的言语支持训练，一方面巩固声母 /p/ 的单音节词习得，另一方面提高患者对音调变化的控制能力，为后续的语调治疗奠定基础。主要借助言语障碍测量仪软件的基频界面来进行音调梯度训练。首先进行哼唱乐调的训练，先升调后降调，根据患者能力该次训练仅升高或降低一个音阶（图 4–6 A）；在患者能够完成升高或降低一个音阶的哼唱乐调训练后，要求患者在哼唱乐调的同时说词语（图 4-6 B）。

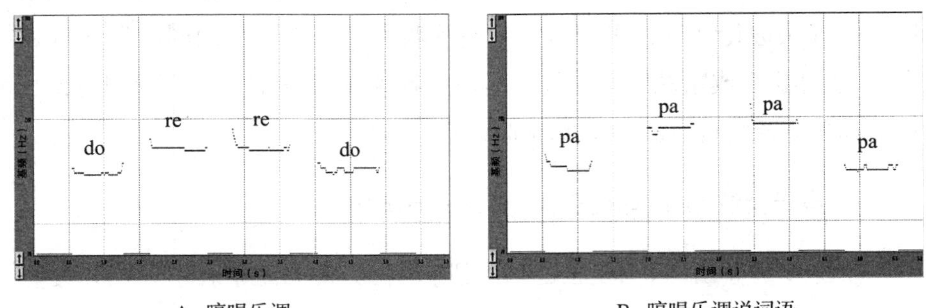

A. 哼唱乐调　　B. 哼唱乐调说词语

图 4-6　音调变化训练

4. 后测（3—5 分钟）

后测语料、测量方式和结果记录与前测相同，音位获得实时监控如表 4-4 所示，言语支持实时监控如表 4-5 所示。

表 4-4　构音治疗过程中音位获得实时监控

日期	阶段	音位	声韵组合	音位获得情况					
				前测	错误走向	正确率	后测	错误走向	正确率
10 月 16 日	二	/p/	/pa/ 爬	010	t→d	22.2%	110	t→d	55.6%
			/pi/ 皮	100	t→d		110	t→d	
			/pu/ 扑	000	t→d		100	t→d	

表 4-5　构音治疗过程中言语支持实时监控

日期	发音状态	语料	前测		差异	后测		差异
10 月 16 日	停顿起音（习惯－缓慢）							
	音节时长（习惯－延长）							
	音调变化 （习惯－☑高 / ☐低）	/pa/ 爬	128 Hz	130 Hz	N	125 Hz	133 Hz	N

（三）实时监控表

按照本次训练的实施情况填写构音治疗的实时监控表，如表 4-6 所示。此表一方面证明了本次训练的即时有效性，另一方面可呈现给家属，为家庭康复提供指导和参考，还可以作为下次训练方案制订的依据。

表 4-6　构音治疗实时监控表

日期：____________

<table>
<tr><th colspan="2">训练内容</th><th>训练前描述</th><th>训练效果描述</th></tr>
<tr><td colspan="2">训练音位：/p/</td><td rowspan="2"></td><td rowspan="2"></td></tr>
<tr><td>音位诱导：
口部运动治疗</td><td>☑发音部位的诱导：唇运动训练法
☑发音方式的诱导：快速用力呼气法</td></tr>
<tr><td>音位获得：
促进治疗</td><td>☑单音节词：爬、坡、皮、扑、牌、抛、撇、票
◆传统治疗：
☑模仿复述
◆实时反馈治疗：
□与言语支持（停顿起音训练）结合进行起音实时反馈训练
□与言语支持（音节时长训练）结合进行声时实时反馈训练
☑与言语支持（音调、响度变化训练）结合进行音调、响度实时反馈训练
□双音节词：____________
◆传统治疗：
□模仿复述
◆实时反馈治疗：
□与言语支持（停顿起音训练）结合进行起音实时反馈训练
□与言语支持（音节时长训练）结合进行声时实时反馈训练
□与言语支持（音调、响度变化训练）结合进行音调、响度实时反馈训练
□三音节词：____________
◆传统治疗：
□模仿复述</td><td>音位获得正确率：22.2%；

音调变化：
习惯音调
128 Hz，
升高音调
130 Hz；
差异 N</td><td>音位获得正确率：55.6%；

音调变化：
习惯音调
125 Hz，
升高音调
133 Hz；
差异 N</td></tr>
<tr><td>音位对比：
重读治疗</td><td>训练音位对：__________
□音位对的听觉识别训练
□音位对比训练
□结合行板节奏一进行言语视听反馈训练</td><td></td><td></td></tr>
</table>

五、短期目标监控

治疗计划实施过程中，根据患者能力每隔 2 周进行一次短期目标监控。按照治疗计划训练 2 周后，对该患者进行短期目标监控。首先进行构音能力精准评估，并进行 ICF 限定值转换，得到声母音位获得、声母音位对比和构音清晰度的短期目标监控结果，如表 4−7 和表 4−8 所示，与目标值进行比较，可监控目标的完成情况。经过 2 周训练，声母音位对比已达到训练目标，而声母音位获得和构音清晰度尚未达到训练目标，但声母音位获得个数和构音清晰度得分有一定的提高，后续可继续按照治疗计划开展训练。其次选择这 2 周的口部运动训练项目进行评估，口部感觉功能仅评估唇部和舌后部触觉反应，下颌运动功能仅评估下颌上下连续运动，唇运动功能除唇齿接触运动外均需要评估，舌运动功能仅评估自然状态、舌肌力、马蹄形上抬模式和舌后部上抬运动，其他项目直接记录首次评估的结果，如表 4−9、4−10、4−11、4−12 所示。与目标值比较，发现下颌、唇和舌运动功能均尚未达到训练目标，但所评估项目的评分均有所提高，可继续按照治疗计划进行训练。

表 4−7　声母音位获得的短期目标监控表

日期	10 月 15 日		10 月 29 日					
	获得与否	受损状况	获得与否	受损状况	获得与否	受损状况	获得与否	受损状况
b	√		√					
m	√		√					
d	√		√					
h	√		√					
p		⊗	√					
t	√		√					
g	×	⊗	√					
k	×	⊗	√					

续表

<table>
<tr><td>日期</td><td colspan="3">10 月 15 日</td><td colspan="3">10 月 29 日</td><td colspan="3"></td><td colspan="3"></td></tr>
<tr><td></td><td>获得与否</td><td colspan="2">受损状况</td><td>获得与否</td><td colspan="2">受损状况</td><td>获得与否</td><td colspan="2">受损状况</td><td>获得与否</td><td colspan="2">受损状况</td></tr>
<tr><td>n</td><td>×</td><td colspan="2">⊗</td><td>×</td><td colspan="2">⊗</td><td></td><td colspan="2"></td><td></td><td colspan="2"></td></tr>
<tr><td>f</td><td>×</td><td colspan="2">⊖</td><td>×</td><td colspan="2">⊖</td><td></td><td colspan="2"></td><td></td><td colspan="2"></td></tr>
<tr><td>j</td><td>×</td><td colspan="2">⊗</td><td>×</td><td colspan="2">⊗</td><td></td><td colspan="2"></td><td></td><td colspan="2"></td></tr>
<tr><td>q</td><td>×</td><td colspan="2">⊗</td><td>×</td><td colspan="2">⊗</td><td></td><td colspan="2"></td><td></td><td colspan="2"></td></tr>
<tr><td>x</td><td>×</td><td colspan="2">⊗</td><td>×</td><td colspan="2">⊗</td><td></td><td colspan="2"></td><td></td><td colspan="2"></td></tr>
<tr><td>l</td><td>×</td><td colspan="2">⊖</td><td>×</td><td colspan="2">⊖</td><td></td><td colspan="2"></td><td></td><td colspan="2"></td></tr>
<tr><td>z</td><td>×</td><td colspan="2">⊗</td><td>×</td><td colspan="2">⊗</td><td></td><td colspan="2"></td><td></td><td colspan="2"></td></tr>
<tr><td>s</td><td>×</td><td colspan="2">⊗</td><td>×</td><td colspan="2">⊗</td><td></td><td colspan="2"></td><td></td><td colspan="2"></td></tr>
<tr><td>r</td><td>×</td><td colspan="2">⊖</td><td>×</td><td colspan="2">⊖</td><td></td><td colspan="2"></td><td></td><td colspan="2"></td></tr>
<tr><td>c</td><td>×</td><td colspan="2">⊗</td><td>×</td><td colspan="2">⊗</td><td></td><td colspan="2"></td><td></td><td colspan="2"></td></tr>
<tr><td>zh</td><td>×</td><td colspan="2">⊗</td><td>×</td><td colspan="2">⊗</td><td></td><td colspan="2"></td><td></td><td colspan="2"></td></tr>
<tr><td>ch</td><td>×</td><td colspan="2">⊗</td><td>×</td><td colspan="2">⊗</td><td></td><td colspan="2"></td><td></td><td colspan="2"></td></tr>
<tr><td>sh</td><td>×</td><td colspan="2">⊗</td><td>×</td><td colspan="2">⊗</td><td></td><td colspan="2"></td><td></td><td colspan="2"></td></tr>
<tr><td rowspan="3">声母音位获得</td><td rowspan="3">5/21</td><td colspan="2">损伤程度</td><td rowspan="3">8/21</td><td colspan="2">损伤程度</td><td rowspan="3">/21</td><td colspan="2">损伤程度</td><td rowspan="3">/21</td><td colspan="2">损伤程度</td></tr>
<tr><td>初始值</td><td>3</td><td rowspan="2">最终值</td><td rowspan="2">3</td><td rowspan="2">最终值</td><td rowspan="2"></td><td rowspan="2">最终值</td><td rowspan="2"></td></tr>
<tr><td>目标值</td><td>2</td></tr>
</table>

表 4-8　声母音位对比和构音清晰度的短期目标监控表

<table>
<tr><td>日期</td><td>声母音位对比</td><td colspan="2">损伤程度</td><td>韵母音位对比</td><td>声调音位对比</td><td>构音清晰度</td><td colspan="2">损伤程度</td></tr>
<tr><td rowspan="2">10 月 15 日</td><td rowspan="2">4/25</td><td>初始值</td><td>3</td><td rowspan="2">2/10</td><td rowspan="2">2/3</td><td rowspan="2">21.05%</td><td>初始值</td><td>3</td></tr>
<tr><td>目标值</td><td>2</td><td>目标值</td><td>2</td></tr>
<tr><td>10 月 29 日</td><td>12/25</td><td rowspan="3">最终值</td><td>2</td><td>5/10</td><td>2/3</td><td>50%</td><td rowspan="3">最终值</td><td>3</td></tr>
<tr><td></td><td></td><td></td><td></td><td></td><td></td><td></td></tr>
<tr><td></td><td></td><td></td><td></td><td></td><td></td><td></td></tr>
</table>

表 4-9 口部感觉功能的短期目标监控表

日期	颊部触觉反应	鼻部触觉反应	唇部触觉反应	牙龈触觉反应	硬腭触觉反应	舌前部触觉反应	舌中部触觉反应	舌后部触觉反应－呕吐反射	口部感觉功能	损伤程度	
10 月 15 日	4/4	4/4	3/4	3/4	3/4	2/4	2/4	2/4	72%	初始值	2
										目标值	1
10 月 29 日	4/4	4/4	4/4	3/4	3/4	2/4	2/4	3/4	78%	最终值	1

表 4-10 下颌运动功能的短期目标监控表

日期	自然状态	咬肌肌力	向下运动	向上运动	向左运动	向右运动	前伸运动	上下连续运动	左右连续运动	下颌运动功能	损伤程度	
10 月 15 日	4/4	4/4	4/4	4/4	3/4	3/4	2/4	3/4	2/4	81%	初始值	1
											目标值	0
10 月 29 日	4/4	4/4	4/4	4/4	3/4	3/4	2/4	4/4	2/4	83%	最终值	1

表 4-11 唇运动功能的短期目标监控表

日期	自然状态	流涎	唇面部肌力	展唇运动	圆唇运动	圆展交替运动	唇闭合运动	唇齿接触运动	唇运动功能	损伤程度	
10 月 15 日	3/4	2/4	3/4	3/4	2/4	1/4	2/4	1/4	53%	初始值	2
										目标值	1
10 月 29 日	4/4	3/4	3/4	3/4	3/4	2/4	3/4	1/4	69%	最终值	2

表 4-12　舌运动功能的短期目标监控表

日期	自然状态	舌肌力检查	舌尖前伸	舌尖下舔颌	舌尖上舔唇	舌尖上舔齿龈	舌尖上舔硬腭	舌尖左舔嘴角	舌尖右舔嘴角	舌尖左右交替	舌尖前后交替	舌尖上下交替	马蹄形上抬模式	舌两侧缘上抬模式	舌前部上抬模式	舌后部上抬模式	舌运动功能	损伤程度	
10 月 15 日	3/4	2/4	2/4	2/4	2/4	1/4	1/4	2/4	2/4	1/4	0/4	1/4	1/4	0/4	1/4	1/4	34%	初始值	3
																		目标值	2
10 月 29 日	4/4	3/4	2/4	2/4	2/4	1/4	1/4	2/4	2/4	1/4	0/4	1/4	2/4	0/4	1/4	3/4	42%	最终值	3

六、疗效评价

在实施本阶段治疗计划的过程中，根据患者能力和训练安排，在阶段中期和末期再次进行 ICF 构音语音功能评估，并对治疗效果进行评价。因本阶段主要以构音功能的治疗为主，故仅对 b320 构音功能进行疗效评价，如表 4-13 所示。

表 4-13 ICF 运动性言语障碍构音语音疗效评价表

ICF 类目组合		初期评估					目标值	中期评估（康复第 4 周）						目标达成	末期评估（康复第 8 周）						目标达成
		ICF 限定值						ICF 限定值							ICF 限定值						
		问题						干预	问题						干预	问题					
		0	1	2	3	4			0	1	2	3	4			0	1	2	3	4	
b320 构音功能	声母音位获得						2							×							√
	声母音位对比						2							√							
	构音清晰度						2							×							√
	口部感觉						1							×							√
	下颌运动						0							×							√
	唇运动						1							×							√
	舌运动						2							×							√

脑卒中后痉挛型神经性言语障碍的个别化康复案例

本节以某脑卒中后痉挛型神经性言语障碍患者的构音治疗为例具体阐述 ICF 框架下运动性言语障碍构音治疗的实施过程。

案例 2：ICF 构音语音功能评估和治疗计划制订

一、患者基本信息

通过询问家属疾病史、家族史、康复史以及查阅该患者诊断、手术或药物治疗等相关材料，了解患者的基本信息，并与患者进行简单会话，了解患者初步的能力水平，如表 4-14 所示。

表 4-14　患者基本信息

患者基本信息

姓　名：丁某某　出生日期：1968 年 4 月 29 日　性别：☑男　□女

检查者：葛某某　评估日期：2018 年 11 月 5 日　编号：＿＿＿＿

类　型：□智障＿＿　□听障＿＿　□脑瘫＿＿　□孤独症＿＿　□发育迟缓＿＿

☑失语症　经皮质运动性　☑神经性言语障碍（构音障碍）　痉挛型

□言语失用症＿＿＿＿　□其他＿＿＿＿

主要交流方式：☑口语　□图片　☑肢体动作　□基本无交流

听 力 状 况：☑正常　□异常　听力设备：☑人工耳蜗　□助听器　补偿效果＿＿＿＿

进 食 状 况：正常。

言语、语言、认知状况：言语方面，音调低、鼻音重、声音粗糙、声韵母构音不清、言语可懂度较差；语言方面，理解能力相对较好、复述能力较好，但词语命名和句子表达较差；认知方面，认知能力尚可。

口部触觉感知状况：口部触觉感知觉基本正常。

案例 2：构音语音治疗过程、实时监控和疗效评价

二、ICF 构音功能评估

（一）构音语音功能精准评估结果

按照本书第二章所述对该患者进行构音语音功能评估，因本节主要围绕该案例的构音治疗展开介绍，以下仅呈现其构音能力和口部运动功能精准评估结果。

构音能力精准评估结果：声母音位获得 7 个，声母音位对比习得 6 对，构音清晰度为 28.95%。

口部运动功能精准评估结果：口部感觉功能得分为 91%，下颌运动功能得分为 94%，唇运动功能得分为 84%，舌运动功能得分为 42%。

（二）ICF 构音语音功能评估表

将上述构音能力和口部运动功能精准评估结果导入 ICF 转换器进行功能损伤程度的转换（仅进行与评估结果相关的 b320 构音功能的转换），并对评估结果进行具体的描述和分析，如表 4-15 所示。

表 4-15　ICF 构音语音功能评估表

身体功能，即人体系统的生理功能损伤程度			无损伤	轻度损伤	中度损伤	重度损伤	完全损伤	未特指	不适用
			0	1	2	3	4	8	9
b320	构音功能（Articulation functions）	声母音位习得（获得）	☐	☐	☐	☑	☐	☐	☐
		声母音位对比	☐	☐	☐	☑	☐	☐	☐
		构音清晰度	☐	☐	☐	☑	☐	☐	☐
		口部感觉	☐	☑	☐	☐	☐	☐	☐
		下颌运动	☐	☑	☐	☐	☐	☐	☐
		唇运动	☐	☑	☐	☐	☐	☐	☐
		舌运动	☐	☐	☐	☑	☐	☐	☐

续表

<table>
<tr><td colspan="2">身体功能，即人体系统的生理功能损伤程度</td><td>无损伤</td><td>轻度损伤</td><td>中度损伤</td><td>重度损伤</td><td>完全损伤</td><td>未特指</td><td>不适用</td></tr>
<tr><td colspan="2"></td><td>0</td><td>1</td><td>2</td><td>3</td><td>4</td><td>8</td><td>9</td></tr>
<tr><td rowspan="3">b320</td><td colspan="8">产生言语声的功能。包含构音清晰功能、构音音位习得（获得）功能。功能受损时表现为痉挛型、运动失调型、弛缓型神经性言语障碍等中枢神经损伤的构音障碍。不包含语言心智功能（b167）、嗓音功能（b310）。</td></tr>
<tr><td colspan="8">信息来源：☑病史　□问卷调查　☑临床检查　□医技检查</td></tr>
<tr><td colspan="8">问题描述：
1. 已掌握声母个数 7 个↓，正常范围是 21 个；声母音位获得能力重度损伤。
2. 已掌握声母音位对 6 对↓，正常范围是 25 对；声母音位对比能力属于重度损伤。
3. 构音清晰度得分为 28.95%↓，正常范围≥96%；构音语音能力重度损伤。
4. 口部感觉得分为 91%↓；患者较喜欢被刺激的感觉，甚至不想让治疗师停下来；口部感觉处于轻度损伤。
5. 下颌运动得分为 94%↓；能完成目标动作，但控制略差；下颌运动轻度损伤。
6. 唇运动得分为 84%↓；能完成目标动作，但控制略差；唇运动轻度损伤。
7. 舌运动得分为 42%↓；努力做目标动作而未成功，用头、眼或其他肢体动作来代偿；舌运动重度损伤。
进一步描述：
1. 声母音位获得处于第一阶段，已获得声母有 /b、m/、/p、g、k、n/、/f/，受损声母有 /d、h/、/t/、/j、q、x/、/l、z、s、r/、/c、zh、ch、sh/。
训练建议：对第一阶段受损的声母音位进行音位诱导、音位获得训练。
（1）音位诱导：可借助口部运动治疗方法找到正确的发音部位和发音方式。
（2）音位获得：选择模仿复述的方法，并结合言语支持训练，选择停顿起音、音节时长或音调变化的实时视听反馈训练（具体参见言语障碍测量仪软件）。
2. 已获得声母音位对有 6 对，受损声母音位对有 19 对。
训练建议：对受损的音位对进行音位对比训练。
（1）听觉识别：进行受损音位对的听觉识别训练。
（2）音位对比：选择模仿复述的方法，并结合重读治疗法中行板节奏一进行视听反馈训练（具体参见构音测量与训练仪软件）。</td></tr>
</table>

三、ICF 构音语音治疗计划的制订

本节主要针对该案例的构音治疗进行讲解，故在此仅介绍如何针对 b320 构音功能制订治疗计划。

（一）确定训练音位

患者受损的声母音位有 /d、h/、/t/、/j、q、x/、/l、z、s、r/、/c、zh、ch、sh/，针对受损音位按照声母音位获得的难易顺序结合其构音部位开展治疗。根据患者的接受能力和训练安排，确定本阶段（2 个月）待训练的音位依次为 /d、h、t、j、q、x、l、r/。

（二）选择训练内容和方法

以声母音位构音训练为主，针对每个待训练声母音位开展音位诱导、音位获得和音位对比训练，在过程中结合韵母构音训练，根据患者能力选择对应的训练内容，如该患者存在语速过慢和语调单一的问题，在开展音位获得训练同时选择性地进行言语支持的音节时长和音调、响度变化训练，为后续的语速、语调和节奏治疗奠定基础。口部运动治疗在开展音位诱导训练的同时进行，该患者口部运动功能评估结果显示仅舌运动存在重度损伤，口部感觉、下颌和唇运动只存在轻度损伤，因此勾选口部感觉、下颌运动、唇运动未达到正常的项目以及与本阶段待训练的声母音位构音相关且功能未达到正常的舌运动项目，如声母音位 /d/、/t/ 构音需要马蹄形上抬和舌前部上抬，因此勾选舌运动中对应的项目。

（三）确定实施人员和治疗目标

治疗计划实施人员和治疗目标的具体安排如表 4-16 所示。

表 4-16　ICF 构音语音治疗计划表

<table>
<tr><th colspan="2">治疗任务</th><th>治疗方法</th><th>康复医师</th><th>护士</th><th>言语治疗师</th><th>特教教师</th><th>初始值</th><th>目标值</th><th>最终值</th></tr>
<tr><td rowspan="2">b320 构音功能</td><td>声母音位获得</td><td rowspan="2">训练音位：
☑ 音位诱导
☑ 发音部位
☑ 发音方式
☑ 音位获得
☑ 单音节词</td><td></td><td></td><td>√</td><td></td><td>3</td><td>2</td><td>2</td></tr>
<tr><td>声母音位对比</td><td></td><td></td><td>√</td><td></td><td>3</td><td>1</td><td>1</td></tr>
</table>

续表

治疗任务		治疗方法	康复医师	护士	言语治疗师	特教教师	初始值	目标值	最终值
b320 构音功能	构音清晰度	☑ 双音节词 ☑ 三音节词 ☑ 音位对比 ☑ 听说对比 ☑ 言语重读 ☑ 行板节奏一 ☑ 言语支持 ☐ 停顿起音 ☑ 音节时长 ☑ 音调、响度变化 ☐ 语音自反馈			√		3	1	1
	口部感觉	☑ 改善颊，鼻，唇，牙龈，硬腭，舌前、中、后部感觉			√		1	0	0
	下颌运动	☐ 提高咬肌肌力 ☐ 提高下颌向下、上、左、右运动能力 ☐ 提高下颌前伸运动能力 ☑ 提高下颌上下、左右连续运动能力			√		1	0	0
	唇运动	☑ 改善流涎、唇面部肌力 ☑ 提高展、圆、圆展交替运动能力 ☑ 提高唇闭合运动能力 ☐ 提高唇齿接触运动能力			√		1	0	0
	舌运动	☑ 提高舌肌力 ☐ 提高舌尖前伸运动能力 ☑ 提高舌尖上舔唇、齿龈、硬腭，舌尖左舔、右舔嘴角运动能力 ☑ 提高舌尖左右、前后、上下交替运动能力 ☑ 改善马蹄形、舌两侧缘上抬模式 ☑ 改善舌前、后部上抬模式			√		3	2	2

四、构音语音治疗过程及实时监控

本阶段治疗计划持续 2 个月，每周根据患者能力情况和家庭情况来安排个别化康复训练次数（一周 3—5 次），每次训练以 35—50 分钟为宜。下面主要以该患者的一次个别化康复训练过程（声母音位 /h/ 的音位对比训练）为例来进行详细讲解。

（一）治疗设备及辅具

构音测量与训练仪软件、舌后位运动训练器、镜子等。

（二）治疗过程

1. 前测（3—5 分钟）

采用构音测量与训练仪软件进行前测（图 4–7），选择本次训练音位对 /h–k/ 相关的语料“/hao/ 号 –/kao/ 铐”，通过复述的形式，让患者说 3 次并录音，记录音位 /h/、/k/ 的发音情况，两者均正确则记为 1，最后计算正确率，具体结果见表 4–17。

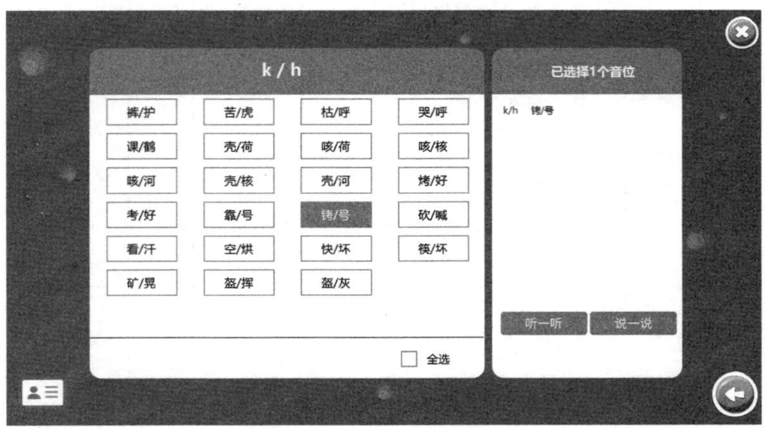

A. 选择语料

图 4–7 前测

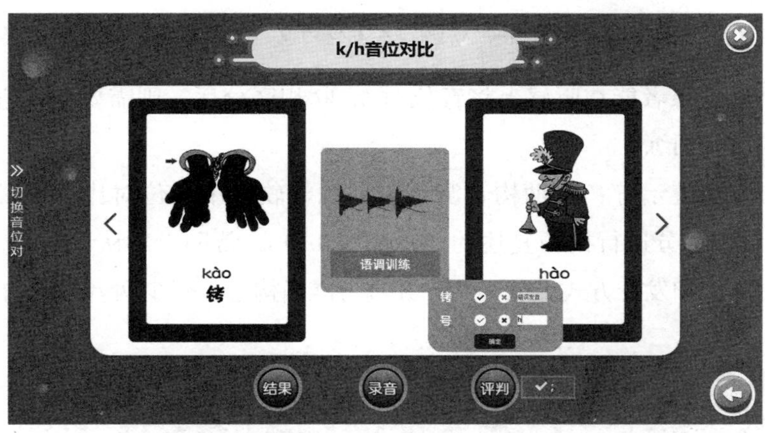

B. 进行前测

图 4-7　前测

2. /h-k/ 的听觉识别训练（10—15 分钟）

患者常常把 /h/ 替代为 /k/，发生混淆，针对此问题首先应该确保患者在听觉上能够将两者加以区分，所以先进行 /h-k/ 这一音位对的听觉识别训练。主要借助构音测量与训练仪软件中音位对比训练模块的“听一听”部分来进行训练（图 4-8），采用听觉指认的方式开展。首先让患者聆听 /h-k/ 的单音节词（如“坏 - 快”），然后二选一，指出所听到的词语，反复进行听觉指认，帮助患者从听感上正确区分 /h-k/。

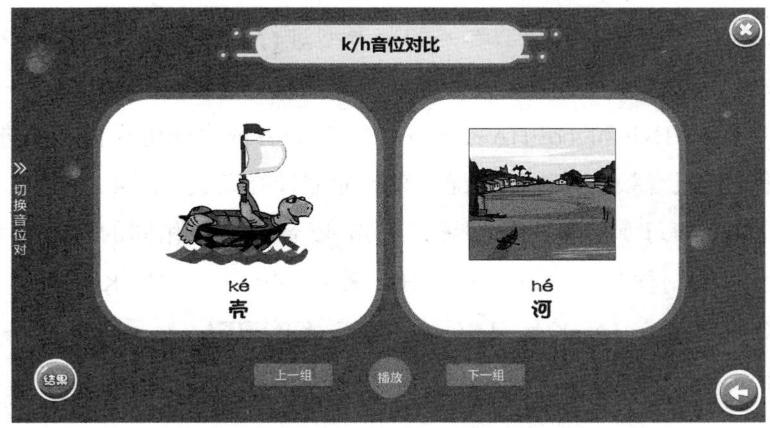

图 4-8　/h-k/ 的听觉识别训练

3. /h-k/ 的音位对比训练（15—20 分钟）

当确定患者能在听感上将音位对 /h-k/ 相区分后，则需要开始进行音位对的构音训练。

（1）传统治疗：借助构音测量与训练仪软件中音位对比训练模块的“说一说”部分进行模仿复述的训练（图 4-9），帮助患者认识到 /h/ 和 /k/ 在发音部位和发音方式上的不同，并进行准确构音，减少两者的混淆。

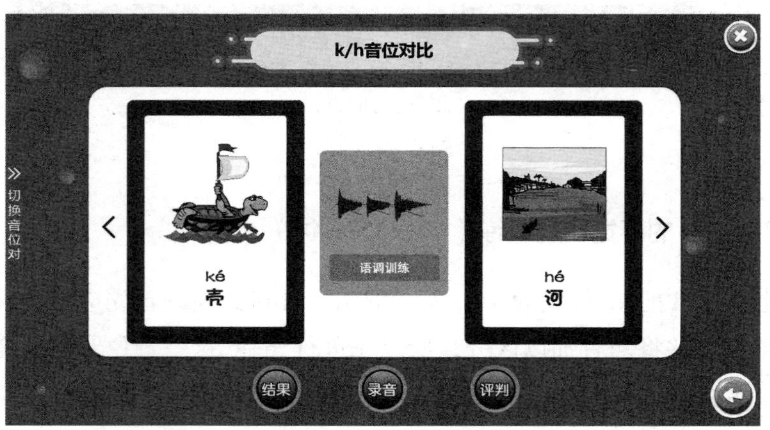

图 4-9 /h-k/ 的音位对比训练

（2）实时反馈治疗：当患者能初步进行 /h/ 与 /k/ 的准确构音时，可结合言语重读训练进一步加以巩固，同时为后续的语速、语调和节奏治疗奠定基础。一般采用行板节奏一的节奏型进行训练。首先进行内在（韵母）交替对比训练，选择样板音频 /ha-HA-HA-HA/、/he-HE-HE-HE/、/hu-HU-HU-HU/ 和 /ha-HA-HE-HU/，让患者依次模仿样板音频进行训练，并与样板音频进行视听匹配，直到能够较好完成（图 4-10 A）。然后进行外在（声母）交替对比训练，将 /h-k/ 音位对与相同的单元音相配，由治疗师录制样板音频 /ha-KA-HA-KA/、/he-KE-HE-KE/、/hu-KU-HU-KU/ 和 /ka-HA-KA-HA/、/ke-HE-KE-HE/、/ku-HU-KU-KU/，同样让患者进行模仿匹配训练（图 4-10 B）。

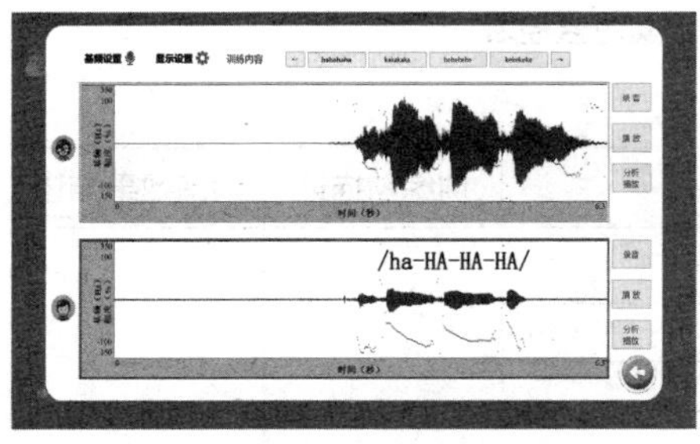

A. 内在（韵母）交替对比训练

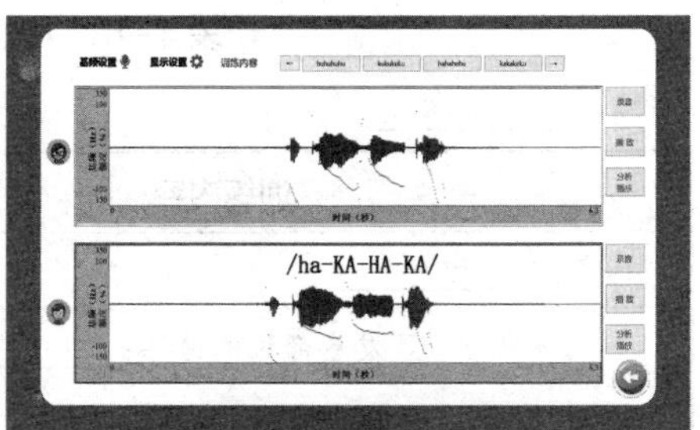

B. 外在（声母）交替对比训练

图 4-10　结合言语重读的音位对比训练

4. 后测（3—5 分钟）

后测语料、方式和结果记录同前测相同，音位对比实时监控情况如表 4-17 所示。

表 4-17　构音治疗过程中音位对比实时监控

日期	音位对	音位对比	目标音	实发音	音位对比情况			
					前测	正确率	后测	正确率
11 月 15 日	/h-k/	特征：SF 序号：7	h	k	001	33.3%	110	66.7%
			k	√				
		特征： 序号：						

（三）实时监控表

按照本次训练实施情况填写构音治疗的实时监控表，如表 4-18 所示。此表证明了本次训练的即时有效性，还可为家庭康复提供指导和参考，并为下次训练方案的制订提供依据。

表 4-18 构音治疗实时监控表

日期：____________

<table>
<tr><th colspan="2">训练内容</th><th>训练前描述</th><th>训练效果描述</th></tr>
<tr><td colspan="2">训练音位：/h/</td><td rowspan="3">音位对比正确率：33.3%</td><td rowspan="3">音位对比正确率：66.7%</td></tr>
<tr><td>音位诱导：
口部运动治疗</td><td>☑发音部位的诱导：____________
____
____
☐发音方式的诱导：____________
____
____________</td></tr>
<tr><td>音位获得：
促进治疗</td><td>☐单音节词：____________
◆ 传统治疗：
☐模仿复述
◆ 实时反馈治疗：
☐与言语支持（停顿起音训练）结合进行起音实时反馈训练
☐与言语支持（音节时长训练）结合进行声时实时反馈训练
☐与言语支持（音调、响度变化训练）结合进行音调、响度实时反馈训练
☐语音自反馈 – 变调
☐语音自反馈 – 变速
☐双音节词：____________
◆ 传统治疗：
☐模仿复述
◆ 实时反馈治疗：
☐与言语支持（停顿起音训练）结合进行起音实时反馈训练
☐与言语支持（音节时长训练）结合进行声时实时反馈训练
☐与言语支持（音调、响度变化训练）结合进行音调、响度实时反馈训练
☐语音自反馈 – 变调
☐语音自反馈 – 变速
☐三音节词：____________
◆ 传统治疗：
☐模仿复述</td></tr>
<tr><td>音位对比：
重读治疗</td><td>训练音位对：/h–k/
☑音位对的听觉识别训练
☑音位对比训练
☑结合快板节奏一进行言语视听反馈训练</td><td></td><td></td></tr>
</table>

五、短期目标监控

训练两周后对该患者进行短期目标监控。首先，进行构音能力精准评估和ICF限定值的转换，声母音位获得、声母音位对比和构音清晰度的短期目标监控结果如表4-19和表4-20所示，与目标值进行比较，发现经过2周训练尚未达到训练目标，但声母音位对比和构音清晰度的损伤程度由3（重度损伤）降为2（中度损伤），得到显著的改善，声母音位获得个数也有一定的提高，后续可继续按照治疗计划开展训练。其次，选择这2周所训练的口部运动项目进行评估，口部感觉功能仅选择舌前部、舌后部触觉反应，下颌运动功能仅选择上下连续运动，唇运动功能仅选择唇面部肌力和展唇运动，舌运动功能仅选择舌肌力和马蹄形上抬模式、舌前部上抬模式、舌后部上抬模式进行评估，其他项目直接记录首次评估的结果，具体情况如表4-21、4-22、4-23、4-24所示。与目标值比较，发现舌运动功能尚未达到训练目标，但舌肌力已达到正常，马蹄形上抬、舌前部上抬和舌后部上抬模式得到改善，可继续按照治疗计划开展训练。另外，只有下颌运动功能达到了训练目标，可在后续治疗中仅进行巩固训练，口部感觉和唇、舌运动功能的评估项目尚未达到训练目标，但基本都有所提高，后续可按照治疗计划继续开展训练。

表4-19　声母音位获得的短期目标监控表

日期	11月5日		11月19日					
	获得与否	受损状况	获得与否	受损状况	获得与否	受损状况	获得与否	受损状况
b	√		√					
m	√		√					
d	×	g	√					
h	×	k	√					
p	√		√					
t	×	k	√					
g	√		√					

续表

日期	11 月 5 日		11 月 19 日					
	获得与否	受损状况	获得与否	受损状况	获得与否	受损状况	获得与否	受损状况
k	√		√					
n	√		√					
f	√		√					
j	×	⊗	×	⊗				
q	×	⊗	×	⊗				
x	×	⊗	×	⊗				
l	×	⊖	×	⊖				
z	×	⊗	×	⊗				
s	×	⊗	×	⊗				
r	×	⊗	×	⊗				
c	×	⊗	×	⊗				
zh	×	⊗	×	⊗				
ch	×	⊗	×	⊗				
sh	×	⊗	×	⊗				
声母音位获得	7/21	损伤程度	10/21	损伤程度	/21	损伤程度	/21	损伤程度
		初始值 3		最终值 3		最终值		最终值
		目标值 2						

表 4-20 声母音位对比和构音清晰度的短期目标监控表

日期	声母音位对比	损伤程度		韵母音位对比	声调音位对比	构音清晰度	损伤程度	
11 月 5 日	6/25	初始值	3	2/10	3/3	28.95%	初始值	3
		目标值	1				目标值	1
11 月 19 日	14/25	最终值	2	5/10	3/3	57.89%	最终值	2

表 4-21　口部感觉功能的短期目标监控表

日期	颊部触觉反应	鼻部触觉反应	唇部触觉反应	牙龈触觉反应	硬腭触觉反应	舌前部触觉反应	舌中部触觉反应	舌后部触觉反应－呕吐反射	口部感觉功能	损伤程度	
11月5日	4/4	4/4	4/4	4/4	4/4	3/4	3/4	3/4	91%	初始值	1
										目标值	0
11月19日	4/4	4/4	4/4	4/4	4/4	4/4	3/4	4/4	94%	最终值	1

表 4-22　下颌运动功能的短期目标监控表

日期	自然状态	咬肌肌力	向下运动	向上运动	向左运动	向右运动	前伸运动	上下连续运动	左右连续运动	下颌运动功能	损伤程度	
11月5日	4/4	4/4	4/4	4/4	4/4	4/4	4/4	3/4	3/4	94%	初始值	1
											目标值	0
11月19日	4/4	4/4	4/4	4/4	4/4	4/4	4/4	4/4	3/4	97%	最终值	0

表 4-23　唇运动功能的短期目标监控表

日期	自然状态	流涎	唇面部肌力	展唇运动	圆唇运动	圆展交替运动	唇闭合运动	唇齿接触运动	唇运动功能	损伤程度	
11月5日	4/4	4/4	3/4	3/4	3/4	3/4	4/4	3/4	84%	初始值	1
										目标值	0
11月19日	4/4	4/4	4/4	4/4	3/4	3/4	4/4	3/4	91%	最终值	1

表 4-24 舌运动功能的短期目标监控表

<table>
<tr><th>日期</th><th>自然状态</th><th>舌肌力检查</th><th>舌尖前伸</th><th>舌尖下舔颌</th><th>舌尖上舔唇</th><th>舌尖上舔齿龈</th><th>舌尖上舔硬腭</th><th>舌尖左舔嘴角</th><th>舌尖右舔嘴角</th><th>舌尖左右交替</th><th>舌尖前后交替</th><th>舌尖上下交替</th><th>马蹄形上抬模式</th><th>舌两侧缘上抬模式</th><th>舌前部上抬模式</th><th>舌后部上抬模式</th><th>舌运动功能</th><th colspan="2">损伤程度</th></tr>
<tr><td rowspan="2">11 月 5 日</td><td rowspan="2">4/4</td><td rowspan="2">2/4</td><td rowspan="2">2/4</td><td rowspan="2">2/4</td><td rowspan="2">2/4</td><td rowspan="2">2/4</td><td rowspan="2">2/4</td><td rowspan="2">2/4</td><td rowspan="2">2/4</td><td rowspan="2">1/4</td><td rowspan="2">0/4</td><td rowspan="2">1/4</td><td rowspan="2">1/4</td><td rowspan="2">0/4</td><td rowspan="2">1/4</td><td rowspan="2">3/4</td><td rowspan="2">42%</td><td>初始值</td><td>3</td></tr>
<tr><td>目标值</td><td>2</td></tr>
<tr><td>11 月 19 日</td><td>4/4</td><td>3/4</td><td>2/4</td><td>2/4</td><td>2/4</td><td>2/4</td><td>2/4</td><td>2/4</td><td>2/4</td><td>1/4</td><td>0/4</td><td>1/4</td><td>2/4</td><td>0/4</td><td>2/4</td><td>4/4</td><td>48%</td><td rowspan="3">最终值</td><td>3</td></tr>
<tr><td></td><td></td><td></td><td></td><td></td><td></td><td></td><td></td><td></td><td></td><td></td><td></td><td></td><td></td><td></td><td></td><td></td><td></td><td></td></tr>
<tr><td></td><td></td><td></td><td></td><td></td><td></td><td></td><td></td><td></td><td></td><td></td><td></td><td></td><td></td><td></td><td></td><td></td><td></td><td></td></tr>
</table>

六、疗效评价

在实施本阶段治疗计划的过程中，根据患者能力和训练安排，在阶段中期和末期再次进行 ICF 构音语音功能评估，对治疗效果进行评价。因本阶段主要以构音功能的治疗为主，故仅对 b320 构音功能进行疗效评价，如表 4–25 所示。

表 4–25　ICF 运动性言语障碍构音语音疗效评价表

ICF 类目组合		初期评估					目标值	中期评估（康复第 4 周）						目标达成	末期评估（康复第 8 周）						目标达成
		ICF 限定值						ICF 限定值							ICF 限定值						
		问题						干预	问题						干预	问题					
		0	1	2	3	4			0	1	2	3	4			0	1	2	3	4	
b320 构音功能	声母音位获得						2							×							√
	声母音位对比						1							×							√
	构音清晰度						1							×							√
	口部感觉						0							√							
	下颌运动						0							√							
	唇运动						0							×							√
	舌运动						2							×							√

PART 3

第三节

帕金森病致运动不及型神经性言语障碍的个别化康复案例

本节以某帕金森病致运动不及型神经性言语障碍患者的言语韵律治疗为例，具体阐述ICF框架下运动性言语障碍言语韵律治疗的实施过程。

视频

案例3：ICF构音语音功能评估和治疗计划制订

一、患者基本信息

通过询问家属疾病史、家族史、康复史以及查阅该患者的相关诊断、手术或药物治疗等材料来收集患者的基本信息，与患者进行简单会话，初步了解患者的能力情况，如表4-26所示。

视频

案例3：构音语音治疗过程、实时监控和疗效评价

表4-26　患者基本信息

患者基本信息

姓　名：宋某某　　出生日期：1959年5月16日　　性别：☑男　□女

检查者：何某某　　评估日期：2018年11月12日　　编号：____

类　型：□智障　□听障　□脑瘫　□孤独症　□发育迟缓

□失语症　☑神经性言语障碍（构音障碍）运动不及型

□言语失用症　□其他

主要交流方式：☑口语　□图片　□肢体动作　□基本无交流

听力状况：☑正常　□异常　听力设备：□人工耳蜗　□助听器　补偿效果____

进食状况：正常。

言语、语言、认知状况：言语方面，响度低、声音粗糙、语调单一、语速较快、声母构音不准、构音动作幅度小；语言和认知方面，基本正常。

口部触觉感知状况：正常。

二、ICF 构音语音功能评估

（一）构音语音功能精准评估结果

按照本书第二章所述对该患者进行构音语音功能评估，因本节主要围绕该案例的言语韵律治疗展开描述，以下仅呈现其言语韵律功能精准评估结果，如表 4-27、4-28、4-29 和 4-30 所示。

表 4-27　口腔轮替运动的流利性和语速测量表

日期	测试形式	测试音节	音节数（个）	总时长（ms）	停顿次数（次）	总停顿时长（ms）	浊音时长（ms）	音节时长（ms）	停顿时长（ms）	浊音速率（个/s）	言语速率（个/s）
11 月 12 日	重复	/pa/	22	4000	20	1140	2180	181	57	10.09	5.50
	切换										
	轮替	/pataka/									

注：1. 音节时长 = 总时长 / 音节数；停顿时长 = 总停顿时长 / 停顿次数。
2. 浊音时长 = 所有音节浊音段的总时长。
3. 浊音速率 = 音节数 / 浊音时长 ×1000；言语速率 = 音节数 / 总时长 ×1000。

表 4-28　连续语音的流利性和语速测量表

日期	句子序号	音节数（个）	总时长（ms）	停顿次数（次）	总停顿时长（ms）	构音时长（ms）	音节时长（ms）	停顿时长（ms）	构音速率（个/s）	言语速率（个/s）
11 月 12 日	1	15	1995	3	495	1500	133	165	10.00	7.52
	2	16	2192	3	513	1679	137	171	9.53	7.30
	3	13	1833	3	489	1344	141	163	9.67	7.10
	平均	15	2007	3	499	1508	137	166	9.73	7.31

注：1. 音节时长 = 总时长 / 音节数；停顿时长 = 总停顿时长 / 停顿次数。
2. 构音时长 = 总时长 − 总停顿时长。
3. 构音速率 = 音节数 / 构音时长 ×1000；言语速率 = 音节数 / 总时长 ×1000；
4. 最后计算 3 句话的平均值。

表 4-29　连续语音的节律测量表

日期	幅度（dB）	幅度标准差（dB）	幅度动态范围（dB）	重音音节总时长（ms）	重音音节数（个）	总音节数（个）	重音出现率（%）
11 月 12 日	40	10.7	23	1322	8	44	18.19

注：1. 重音出现率 = 重音音节数 / 总音节数。
　　2. 重音音节总时长 = 所有重音音节时长之和。

表 4-30　连续语音的语调测量表

日期	言语基频（Hz）	言语基频标准差（Hz）	言语基频动态范围（Hz）	基频突变音节数（个）	总音节数（个）	基频突变出现率（%）
11 月 12 日	119	19.2	78.7	0	44	0

注：基频突变出现率 = 基频突变音节数 / 总音节数。

（二）ICF 构音语音功能评估表

将上述言语韵律功能精准评估结果导入 ICF 转换器进行功能损伤程度的转换（仅进行与评估结果相关的 b3300 言语流利、b3301 言语节律、b3302 语速和 b3303 语调四个项目的转换），并对评估结果进行具体的描述和分析，如表 4-31 所示。

表 4-31　ICF 构音语音功能评估表

身体功能，即人体系统的生理功能损伤程度				无损伤	轻度损伤	中度损伤	重度损伤	完全损伤	未特指	不适用
				0	1	2	3	4	8	9
b3300	言语流利（Fluency of speech）	口腔轮替运动功能	浊音时长	☐	☑	☐	☐	☐	☐	☐
			音节时长	☑	☐	☐	☐	☐	☐	☐
			停顿时长	☐	☑	☐	☐	☐	☐	☐
		连续语音能力	音节时长	☐	☐	☑	☐	☐	☐	☐
			停顿时长	☐	☐	☑	☐	☐	☐	☐
	包括言语平滑连接的功能，产生流利、无中断的连续言语的功能，功能受损时表现为口吃、迅吃、不流利，声音、词语（音节）或部分词语（音节）的重复，不规则的言语中断等。									

续表

<table>
<tr><th colspan="4">身体功能，即人体系统的生理功能损伤程度</th><th>无损伤</th><th>轻度损伤</th><th>中度损伤</th><th>重度损伤</th><th>完全损伤</th><th>未特指</th><th>不适用</th></tr>
<tr><td colspan="4"></td><td>0</td><td>1</td><td>2</td><td>3</td><td>4</td><td>8</td><td>9</td></tr>
<tr><td rowspan="2">b3300</td><td colspan="10">信息来源：☑病史 □问卷调查 ☑临床检查 □医技检查</td></tr>
<tr><td colspan="10">问题描述：
1. /pa/ 的浊音时长为 2180 ms ↑；无意义音节连续重复发音时存在韵母延长的流利性问题，控制无意义音节连续产生的浊音时长的能力轻度损伤。
2. /pa/ 的音节时长为 181 ms；控制无意义音节连续产生的音节时长的能力无损伤。
3. /pa/ 的停顿时长为 57 ms ↓；无意义音节连续重复发音时存在停顿缩短的流利性问题，控制无意义音节连续产生的停顿时长的能力轻度损伤。
4. 连续语音的音节时长为 137 ms ↓；连续语音时存在发音缩短的流利性问题，控制连续语音产生的音节时长的能力中度损伤。
5. 连续语音的停顿时长为 166 ms ↓；连续语音时存在停顿缩短的流利性问题，控制连续语音产生的停顿时长的能力中度损伤。</td></tr>
<tr><td colspan="4"></td><td>0</td><td>1</td><td>2</td><td>3</td><td>4</td><td>8</td><td>9</td></tr>
<tr><td rowspan="6">b3301</td><td rowspan="3">言语节律（Rhythm of speech）</td><td colspan="2">幅度标准差</td><td>☑</td><td>□</td><td>□</td><td>□</td><td>□</td><td>□</td><td>□</td></tr>
<tr><td colspan="2">重音音节总时长</td><td>☑</td><td>□</td><td>□</td><td>□</td><td>□</td><td>□</td><td>□</td></tr>
<tr><td colspan="2">重音出现率</td><td>☑</td><td>□</td><td>□</td><td>□</td><td>□</td><td>□</td><td>□</td></tr>
<tr><td colspan="10">言语中的节奏和重音模式及其模式调节功能。
功能受损时表现为言语节律定型、重复等。</td></tr>
<tr><td colspan="10">信息来源：☑病史 □问卷调查 ☑临床检查 □医技检查</td></tr>
<tr><td colspan="10">问题描述：
1. 幅度标准差为 10.7 dB；响度变化的控制能力无损伤。
2. 重音音节总时长 1322 ms ↓；重音音节时长的控制能力无损伤。
3. 重音出现率 18.19%；言语节律的重音变化无损伤。</td></tr>
<tr><td colspan="4"></td><td>0</td><td>1</td><td>2</td><td>3</td><td>4</td><td>8</td><td>9</td></tr>
<tr><td rowspan="6">b3302</td><td rowspan="4">语速（Speed of speech）</td><td rowspan="2">口腔轮替运动功能</td><td>浊音速率</td><td>☑</td><td>□</td><td>□</td><td>□</td><td>□</td><td>□</td><td>□</td></tr>
<tr><td>言语速率</td><td>☑</td><td>□</td><td>□</td><td>□</td><td>□</td><td>□</td><td>□</td></tr>
<tr><td rowspan="2">连续语音能力</td><td>构音速率</td><td>□</td><td>□</td><td>□</td><td>☑</td><td>□</td><td>□</td><td>□</td></tr>
<tr><td>言语速率</td><td>□</td><td>□</td><td>□</td><td>☑</td><td>□</td><td>□</td><td>□</td></tr>
<tr><td colspan="10">言语产生速率的功能。功能受损时表现为迟语症和急语症等。</td></tr>
<tr><td colspan="10">信息来源：☑病史 □问卷调查 ☑临床检查 □医技检查</td></tr>
</table>

续表

<table>
<tr><th colspan="3">身体功能，即人体系统的生理功能损伤程度</th><th>无
损伤</th><th>轻度
损伤</th><th>中度
损伤</th><th>重度
损伤</th><th>完全
损伤</th><th>未
特指</th><th>不
适用</th></tr>
<tr><td colspan="3"></td><td>0</td><td>1</td><td>2</td><td>3</td><td>4</td><td>8</td><td>9</td></tr>
<tr><td>b3302</td><td colspan="9">问题描述：
1. /pa/ 的浊音速率为 10.09 个 /s；无意义音节连续重复的浊音速率的控制能力无损伤。
2. /pa/ 的言语速率为 5.50 个 /s；无意义音节连续重复的言语速率的控制能力无损伤。
3. 连续语音的构音速率为 9.73 个 /s ↑；连续语音时发音缩短导致语速过快，构音速率的控制能力重度损伤。
4. 连续语音的言语速率为 7.31 个 /s ↑；连续语音时发音和 / 或停顿缩短，言语速率的控制能力重度损伤。</td></tr>
<tr><td colspan="3"></td><td>0</td><td>1</td><td>2</td><td>3</td><td>4</td><td>8</td><td>9</td></tr>
<tr><td rowspan="6">b3303</td><td rowspan="3">语调
（Melody of speech）</td><td>言语基频标准差</td><td>☐</td><td>☐</td><td>☑</td><td>☐</td><td>☐</td><td>☐</td><td>☐</td></tr>
<tr><td>言语基频动态范围</td><td>☐</td><td>☐</td><td>☑</td><td>☐</td><td>☐</td><td>☐</td><td>☐</td></tr>
<tr><td>基频突变出现率</td><td>☑</td><td>☐</td><td>☐</td><td>☐</td><td>☐</td><td>☐</td><td>☐</td></tr>
<tr><td colspan="9">言语中音调模式的调节功能，包括言语韵律、语调、言语旋律。功能受损时表现为言语平调、音调突变等。</td></tr>
<tr><td colspan="9">信息来源：☑病史 ☐问卷调查 ☑临床检查 ☐医技检查</td></tr>
<tr><td colspan="9">问题描述：
1. 言语基频标准差为 19.2 Hz ↓；语调单一，连续语音语调变化的控制能力中度损伤。
2. 言语基频动态范围为 78.7 Hz ↓；语调单一，连续语音语调变化范围的控制能力中度损伤。
3. 基频突变出现率为 0%，连续语音语调控制能力无损伤。</td></tr>
</table>

三、ICF 构音语音治疗计划的制订

在此主要介绍如何针对患者的言语韵律功能（b3300 言语流利、b3301 言语节律、b3302 语速和 b3303 语调）制订治疗计划。

（一）选择训练内容和方法

在流利性和语速上，患者在无意义音节连续产生的流利性和语速控制方面能力相对较强，仅停顿时长和浊音时长存在一定程度的损伤，因此应首先针对口腔轮替运动功能的这两个参数开展治疗，并选择适合于患者的训练内容和方法。比如训练内容选择声韵组合和语音重复的语料，训练方法选择唱音法。患者在连续语音流利性和语速的控制能力方面相对较差，此两项应作为本阶段训练的重点。根据患者的接受能力、喜好和训练需求选择适合的训练内容和方法，比如训练内容选择语音切换和语音轮替的语料，训练方法选择逐字增加句长法、重读治疗法和语速控制。在节律和语调方面，患者主要对于语调的控制能力存在损伤，可重点开展语调治疗，也可与上述连续语音流利性和语速治疗同步进行。根据患者的接受能力、喜好和训练需求选择适合的训练内容和方法，比如训练内容选择语音切换和语音轮替的语料，训练方法选择音调梯度训练法和重读治疗法。

（二）确定实施人员和治疗目标

根据患者的接受能力和训练安排确定治疗计划的实施人员和治疗目标，具体如表 4-32 所示。

表 4-32　ICF 构音语音治疗计划表

<table>
<tr><th colspan="3">治疗任务</th><th>治疗方法</th><th>康复医师</th><th>护士</th><th>言语治疗师</th><th>特教教师</th><th>初始值</th><th>目标值</th><th>最终值</th></tr>
<tr><td rowspan="3">b3300 言语流利</td><td rowspan="3">口腔轮替运动</td><td>浊音时长</td><td rowspan="3">☑ 口腔轮替运动
☐ 核心韵母，如：a-i-u
☑ 声韵组合，如：pa-ta-ka
☑ 语音重复
☑ 唱音法
☐ 语速控制（节拍器）</td><td></td><td></td><td>√</td><td></td><td>1</td><td>0</td><td>0</td></tr>
<tr><td>音节时长</td><td></td><td></td><td></td><td></td><td></td><td></td><td></td></tr>
<tr><td>停顿时长</td><td></td><td></td><td>√</td><td></td><td>1</td><td>0</td><td>0</td></tr>
</table>

续表

<table>
<tr><th colspan="3">治疗任务</th><th>治疗方法</th><th>康复医师</th><th>护士</th><th>言语治疗师</th><th>特教教师</th><th>初始值</th><th>目标值</th><th>最终值</th></tr>
<tr><td rowspan="2">b3300
言语
流利</td><td rowspan="2">连续
语音
能力</td><td>音节
时长</td><td rowspan="2">☐ 听觉延迟反馈装置（DAF）
☑ 语音切换
☑ 语音轮替
☑ 逐字增加句长法
☑ 重读治疗法
（慢板、行板、快板）
☐ 韵律语调法（MIT）
☐ 吸气停顿
☑ 语速控制（节拍器）</td><td></td><td></td><td>√</td><td></td><td>2</td><td>0</td><td>0</td></tr>
<tr><td>停顿
时长</td><td></td><td></td><td>√</td><td></td><td>2</td><td>0</td><td>0</td></tr>
<tr><td rowspan="3">b3301
言语
节律</td><td colspan="2">幅度标准差</td><td rowspan="3">☐ 励－协夫曼治疗法（LSVT）
☐ 语音切换
☐ 语音轮替
☐ 响度梯度训练法
☐ 重读治疗法
（慢板、行板、快板）
☐ 关键字重音对比</td><td></td><td></td><td></td><td></td><td></td><td></td><td></td></tr>
<tr><td colspan="2">重音音节
总时长</td><td></td><td></td><td></td><td></td><td></td><td></td><td></td></tr>
<tr><td colspan="2">重音出现率</td><td></td><td></td><td></td><td></td><td></td><td></td><td></td></tr>
<tr><td rowspan="4">b3302
语速</td><td rowspan="2">口腔
轮替
运动</td><td>浊音
速率</td><td rowspan="2">☐ 口腔轮替运动
☐ 核心韵母，如：a-i-u
☐ 声母，如：pa-ta-ka
☐ 语音重复
☐ 唱音法
☐ 语速控制（节拍器）</td><td></td><td></td><td></td><td></td><td></td><td></td><td></td></tr>
<tr><td>构音
速率</td><td></td><td></td><td></td><td></td><td></td><td></td><td></td></tr>
<tr><td rowspan="2">连续
语音
能力</td><td>言语
速率</td><td rowspan="2">☐ 听觉延迟反馈装置（DAF）
☑ 语音切换
☑ 语音轮替
☑ 逐字增加句长法
☑ 重读治疗法
（慢板、行板、快板）
☐ 韵律语调法（MIT）
☐ 吸气停顿
☑ 语速控制（节拍器）</td><td></td><td></td><td>√</td><td></td><td>3</td><td>0</td><td>1</td></tr>
<tr><td>构音
速率</td><td></td><td></td><td>√</td><td></td><td>3</td><td>0</td><td>1</td></tr>
<tr><td rowspan="3">b3303
语调</td><td colspan="2">言语基频
标准差</td><td rowspan="3">☑ 语音切换
☑ 语音轮替
☑ 音调梯度训练法
☑ 重读治疗法
（慢板、行板、快板）
☐ 半吞咽法
☐ 韵律语调法（MIT）
☐ 语调练习</td><td></td><td></td><td>√</td><td></td><td>2</td><td>0</td><td>0</td></tr>
<tr><td colspan="2">言语基频
动态范围</td><td></td><td></td><td>√</td><td></td><td>2</td><td>0</td><td>0</td></tr>
<tr><td colspan="2">基频突变
出现率</td><td></td><td></td><td></td><td></td><td></td><td></td><td></td></tr>
</table>

四、构音语音治疗过程及实时监控

本阶段治疗计划持续 2 个月，每周根据患者能力情况、家庭情况以及科室安排来确定个别化康复次数（一周 3—5 次），每次训练以 35—50 分钟为宜。下面主要以该患者的一次语速（流利性）治疗为例来进行详细讲解。

（一）治疗设备及辅具

言语重读干预仪软件、节拍器。

（二）治疗过程

本次训练主要选择患者已掌握的与双唇音、唇齿音 /b、m、p、f/ 相关的语音切换的语料作为训练语料，即“爸爸买泡芙”“妈妈在泡方便面”。

1. 前测（3—5 分钟）

让患者朗读上述训练语料“妈妈在泡方便面”并录音，对患者的音频进行剪辑和分析，获得该患者连续语音的音节时长、停顿时长、言语速率和构音速率数据，结果见表 4-33。

2. 逐字增加句长法（15—20 分钟）

首先进行逐字增加句长的跟读训练，由治疗师采用相对患者语速较慢的语速（如患者语速的 80%）来朗读，再由患者跟读。根据患者能力和训练进展逐渐增加句长，如“泡芙—买泡芙—爸爸买泡芙”。在上述训练过程中，可借助言语重读干预仪软件进行视听反馈训练（图 4-11），治疗师朗读时录制示范音频，录制示范音频时应根据患者能力来延长音节时长和停顿时长，患者跟读时进行视听模仿匹配训练，注意引导患者延长发音的音节时长和停顿时长来放慢语速。患者能够完成上述训练后，由患者自主地放慢语速进行逐字增加句长的朗读训练，治疗师通过节拍器的配合来帮助患者进行语速控制。

3. 重读治疗法（10—15 分钟）

寻找词语和句子的发音支架，并辅以行板节奏一的节拍特点来进行训练，以诱导出连贯自然的句子，如“/ɑ-A-AO-U/——爸爸买泡芙”。可借助言语重读干预仪软件来进行视听反馈训练（图 4-12），由治疗师进行示范，再由患者进行模仿匹配训练。能够完成上述训练后，可脱离行板节奏一的诱导，由患者自主说句子，同样可利用节拍器来配合患者进行语速控制。

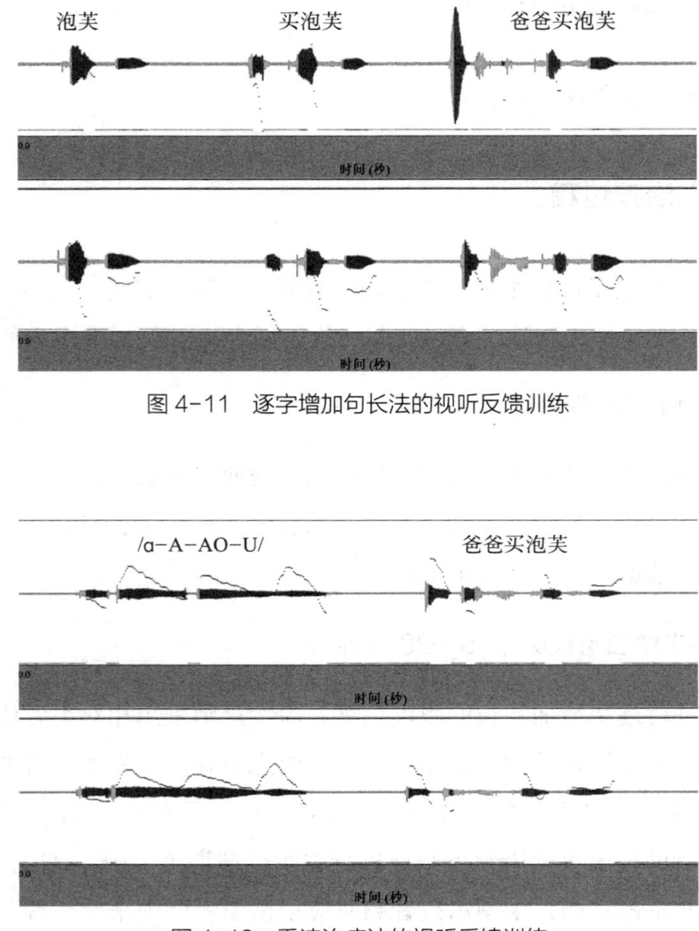

图 4-11 逐字增加句长法的视听反馈训练

图 4-12 重读治疗法的视听反馈训练

4. 后测（3—5 分钟）

后测语料、方式和结果记录与前测相同，结果见表 4-33。

（三）实时监控表

按照本次训练的实施情况填写语速（流利性）治疗实时监控表（表 4-33）。此表一方面证明了本次训练的即时有效性，另一方面可呈现给家属，为家庭康复提供指导和参考，还可以作为下次训练方案制订的依据。

表 4-33　语速（流利性）治疗实时监控表

日期：__________

训练对象	训练内容		训练前描述（如需）	训练效果
口腔轮替运动功能 浊音时长 音节时长 停顿时长 浊音速率 言语速率	语料	□ 语音重复：______ □ 语音切换：______ ☑ 语音轮替：爸爸买泡芙、妈妈在泡方便面。 □ 其他句子：______	音节时长：141 ms； 停顿时长：163 ms； 言语速率：7.09 个 /s； 构音速率：8.50 个 /s	音节时长：150 ms； 停顿时长：177 ms； 言语速率：6.66 个 /s； 构音速率：8.02 个 /s
连续语音能力 音节时长 停顿时长 构音速率 言语速率 语速异常（语速过快、语速过慢） 言语流利性异常	方法	□ 听觉延迟反馈（DAF） ◆ 传统治疗： □ 唱音法 ☑逐字增加句长法 □ 重读治疗法 – 慢板 ☑重读治疗法 – 行板 □ 重读治疗法 – 快板 □ 韵律语调法（MIT） □ 吸气停顿 ☑语速控制（节拍器） ◆ 实时反馈治疗： ☑声时实时反馈训练 ☑言语视听反馈训练		

五、短期目标监控

治疗计划实施过程中，根据患者能力每隔 2 周进行一次短期目标监控。按照治疗计划训练 2 周后，再次对该患者进行言语韵律功能精准评估，并进行 ICF 限定值转换，以开展短期目标监控，主要监控首次评估中存在损伤的测量指标。首先进行口腔轮替运动功能测量，得到浊音时长和停顿时长的短期目标监控结果，如表4-34和表4-35所示，与目标值进行比较，可监控目标的完成情况。经过2周训练，停顿时长已达到训练目标，损伤程度由1（轻度损伤）降为0（无损伤），而浊音时长尚未达到训练目标，但有一定的改善，后续可继续按照治疗计划开展训练。其次进行连续语音能力测量，得到音节时长、停顿时长、构音速率和言语速率等流利性和语速指标的短期目标监控结果，如表4-36、4-37、4-38、4-39所示，显示音节时长、停顿时长、构音速率和言语速率均尚未达到训练目标，但各指标结果均有所改善，尤其是言语速率的损伤程度由3（重度损伤）降为2（中度损伤），得到显著改善，可继续按照治疗计划进行训练。通过连续语音能力测量，还可得到言语基频标准差和言语基频动态范围等语调指标的结果（表4-40），发现言语基频标准差和言语基频动态范围均未达到训练目标，但两项指标均有一定的改善，可继续开展治疗计划。

表4-34　口腔轮替运动—浊音时长的短期目标监控表

日期	测试音节	浊音时长（ms）	损伤程度	
11月12日	/pa/	2180	初始值	1
			目标值	0
11月26日	/pa/	2134	最终值	1

表4-35　口腔轮替运动—停顿时长的短期目标监控表

日期	测试音节	停顿次数（次）	总停顿时长（ms）	停顿时长（ms）	损伤程度	
11月12日	/pa/	20	1140	57	初始值	1
					目标值	0
11月26日	/pa/	21	1092	52	最终值	0

表4-36　连续语音—音节时长的短期目标监控表

日期	音节数（个）	总时长（ms）	音节时长（ms）	损伤程度	
11月12日	15	2007	137	初始值	2
				目标值	0
11月26日	15	2370	157	最终值	2

表 4-37 连续语音—停顿时长的短期目标监控表

日期	停顿次数（次）	总停顿时长（ms）	停顿时长（ms）	损伤程度	
11 月 12 日	3	499	166	初始值	2
				目标值	0
11 月 26 日	4	769	192	最终值	2

表 4-38 连续语音—构音速率的短期目标监控表

日期	音节数（个）	构音时长（ms）	构音速率（个/s）	损伤程度	
11 月 12 日	15	1508	9.73	初始值	3
				目标值	0
11 月 26 日	15	1601	9.35	最终值	3

表 4-39 连续语音—言语速率的短期目标监控表

日期	音节数（个）	总时长（ms）	言语速率（个/s）	损伤程度	
11 月 12 日	15	2007	7.31	初始值	3
				目标值	0
11 月 26 日	15	2370	6.55	最终值	2

表 4-40 连续语音—言语基频标准差和言语基频动态范围的短期目标监控表

日期	言语基频（Hz）	言语基频标准差（Hz）	损伤程度		言语基频动态范围（Hz）	损伤程度	
11 月 12 日	119	19.2	初始值	2	78.7	初始值	2
			目标值	0		目标值	0
11 月 26 日	117	25.5	最终值	2	97.3	最终值	2

六、疗效评价

在实施本阶段治疗计划的过程中，根据患者能力和训练安排，在阶段中期和末期再次进行 ICF 构音语音功能评估，对治疗效果进行评价。因本阶段主要以言语韵律功能的治疗为主，故仅对 b3300 言语流利、b3301 言语节律、b3302 语速和 b3303 语调项目进行疗效评价，如表 4-41 所示。

表 4-41 ICF 运动性言语障碍构音语音疗效评价表

ICF 类目组合			初期评估					目标值	中期评估（康复第 4 周）						目标达成	末期评估（康复第 8 周）						目标达成
			ICF 限定值						ICF 限定值							ICF 限定值						
			问题						干预	问题						干预	问题					
			0	1	2	3	4			0	1	2	3	4			0	1	2	3	4	
b3300 言语流利	口腔轮替运动	浊音时长						0							√							
		音节时长																				
		停顿时长						0							√							
	连续语音	音节时长						0							×							√
		停顿时长						0							×							√
b3301 言语节律	强度标准差																					
	重音音节总时长																					
	重音出现率																					
b3302 语速	口腔轮替运动	浊音速率																				
		言语速率																				
	连续语音	构音速率						0							×							×
		言语速率						0							×							×
b3303 语调	言语基频标准差							0							×							√
	言语基频动态范围							0							×							√
	基频突变出现率																					

小脑病变后运动失调型神经性言语障碍的个别化康复案例

本节以某小脑病变后运动失调型神经性言语障碍患者的言语韵律治疗为例，具体阐述 ICF 框架下运动性言语障碍言语韵律治疗的实施过程。

案例 4：ICF 构音语音功能评估和治疗计划制订

一、患者基本信息

通过询问家属疾病史、家族史、康复史以及查阅该患者的相关诊断、手术或药物治疗等材料来收集患者的基本信息，与患者进行简单会话，初步得到患者的能力情况，如表 4-42 所示。

表 4-42　患者基本信息

患者基本信息

姓　名：丁某某　出生日期：1968 年 7 月 20 日　性别：☑男　□女

检查者：张某某　评估日期：2018 年 10 月 8 日　编号：________

类　型：□智障____　□听障____　□脑瘫____　□孤独症____　□发育迟缓____

□失语症________　☑神经性言语障碍（构音障碍）运动失调型

□言语失用症________　□其他________

主要交流方式：☑口语　□图片　□肢体动作　□基本无交流

听力状况：☑正常　□异常　听力设备：□人工耳蜗　□助听器　补偿效果____

进食状况：正常。

言语、语言、认知状况：言语方面，音调高、声音粗糙、语调单一、语速缓慢、声韵母构音不准；语言和认知方面，基本正常。

口部触觉感知状况：正常。

案例 4：构音语音治疗过程、实时监控和疗效评价

二、ICF 构音语音功能评估

（一）构音语音功能精准评估结果

按照本书第二章所述对该患者进行构音语音功能评估，因本节主要围绕该案例的言语韵律治疗展开描述，以下仅呈现其言语韵律功能精准评估结果，如表 4-43、4-44、4-45、4-46 所示。

表 4-43 口腔轮替运动的流利性和语速测量表

日期	测试形式	测试音节	音节数（个）	总时长（ms）	停顿次数（次）	总停顿时长（ms）	浊音时长（ms）	音节时长（ms）	停顿时长（ms）	浊音速率（个/s）	言语速率（个/s）
10 月 8 日	重复	/ta/	16	4000	15	915	2050	250	61	7.80	4.00
	切换										
	轮替	/pataka/									

注：1. 音节时长 = 总时长 / 音节数；停顿时长 = 总停顿时长 / 停顿次数。
2. 浊音时长 = 所有音节浊音段的总时长。
3. 浊音速率 = 音节数 / 浊音时长 ×1000；言语速率 = 音节数 / 总时长 ×1000。

表 4-44 连续语音的流利性和语速测量表

日期	句子序号	音节数（个）	总时长（ms）	停顿次数（次）	总停顿时长（ms）	构音时长（ms）	音节时长（ms）	停顿时长（ms）	构音速率（个/s）	言语速率（个/s）
10 月 8 日	1	12	5340	3	1180	4160	445	393	2.88	2.25
	2	14	6300	4	1540	4760	450	385	2.94	2.22
	3	10	4380	3	1130	3250	438	377	3.08	2.28
	平均	12	5340	3	1283	4057	444	385	2.97	2.25

注：1. 音节时长 = 总时长 / 音节数；停顿时长 = 总停顿时长 / 停顿次数。
2. 构音时长 = 总时长 − 总停顿时长。
3. 构音速率 = 音节数 / 构音时长 ×1000；言语速率 = 音节数 / 总时长 ×1000；
4. 最后计算 3 句话的平均值。

表 4-45　连续语音的节律测量表

日期	幅度（dB）	幅度标准差（dB）	幅度动态范围（dB）	重音音节总时长（ms）	重音音节数（个）	总音节数（个）	重音出现率（%）
10 月 8 日	55	6.79	15	2560	9	36	25.00

注：1. 重音出现率 = 重音音节数 / 总音节数。
2. 重音音节总时长 = 所有重音音节时长之和。

表 4-46　连续语音的语调测量表

日期	言语基频（Hz）	言语基频标准差（Hz）	言语基频动态范围（Hz）	基频突变音节数（个）	总音节数（个）	基频突变出现率（%）
10 月 8 日	166	17.6	69.3	0	36	0

注：基频突变出现率 = 基频突变音节数 / 总音节数。

（二）ICF 构音语音功能评估表

将上述言语韵律功能精准评估结果导入 ICF 转换器进行功能损伤程度的转换（仅进行与评估结果相关的 b3300 言语流利、b3301 言语节律、b3302 语速和 b3303 语调四个项目的转换），并对评估结果进行具体的描述和分析，如表 4-47 所示。

表 4-47　ICF 构音语音功能评估表

身体功能，即人体系统的生理功能损伤程度				无损伤	轻度损伤	中度损伤	重度损伤	完全损伤	未特指	不适用
				0	1	2	3	4	8	9
b3300	言语流利（Fluency of speech）	口腔轮替运动功能	浊音时长	☑	□	□	□	□	□	□
			音节时长	☑	□	□	□	□	□	□
			停顿时长	☑	□	□	□	□	□	□
		连续语音能力	音节时长	□	□	☑	□	□	□	□
			停顿时长	□	□	☑	□	□	□	□

续表

<table>
<tr><td colspan="3">身体功能，即人体系统的生理功能损伤程度</td><td>无损伤</td><td>轻度损伤</td><td>中度损伤</td><td>重度损伤</td><td>完全损伤</td><td>未特指</td><td>不适用</td></tr>
<tr><td colspan="3"></td><td>0</td><td>1</td><td>2</td><td>3</td><td>4</td><td>8</td><td>9</td></tr>
<tr><td rowspan="3">b3300</td><td colspan="9">包括言语平滑连接的功能，产生流利、无中断的连续言语的功能，功能受损时表现为口吃、迅吃、不流利，声音、词语（音节）或部分词语（音节）的重复，不规则的言语中断等。</td></tr>
<tr><td colspan="9">信息来源：☑病史 □问卷调查 ☑临床检查 □医技检查</td></tr>
<tr><td colspan="9">问题描述：
1. /ta/ 的浊音时长为 2050 ms；控制无意义音节连续产生的浊音时长的能力无损伤。
2. /ta/ 的音节时长为 250 ms；控制无意义音节连续产生的音节时长的能力无损伤。
3. /ta/ 的停顿时长为 61 ms；控制无意义音节连续产生的停顿时长的能力无损伤。
4. 连续语音的音节时长为 444 ms ↑；连续语音时存在发音拖延的流利性问题，控制连续语音产生的音节时长的能力中度损伤。
5. 连续语音的停顿时长为 385 ms ↑；连续语音时存在停顿延长的流利性问题，控制连续语音产生的停顿时长的能力中度损伤。</td></tr>
<tr><td colspan="3"></td><td>0</td><td>1</td><td>2</td><td>3</td><td>4</td><td>8</td><td>9</td></tr>
<tr><td rowspan="6">b3301</td><td rowspan="3">言语节律（Rhythm of speech）</td><td>幅度标准差</td><td>□</td><td>□</td><td>☑</td><td>□</td><td>□</td><td>□</td><td>□</td></tr>
<tr><td>重音音节总时长</td><td>□</td><td>□</td><td>□</td><td>☑</td><td>□</td><td>□</td><td>□</td></tr>
<tr><td>重音出现率</td><td>☑</td><td>□</td><td>□</td><td>□</td><td>□</td><td>□</td><td>□</td></tr>
<tr><td colspan="9">言语中的节奏和重音模式及其模式调节功能。
功能受损时表现为言语节律定型、重复等。</td></tr>
<tr><td colspan="9">信息来源：☑病史 □问卷调查 ☑临床检查 □医技检查</td></tr>
<tr><td colspan="9">问题描述：
1. 幅度标准差为 6.79 dB ↑；言语节律的响度变化单一，响度变化的控制能力中度损伤。
2. 重音音节总时长 2560 ms ↑；重音过度，重音音节时长的控制能力重度损伤。
3. 重音出现率 25%；言语节律的重音变化无损伤。</td></tr>
<tr><td colspan="3"></td><td>0</td><td>1</td><td>2</td><td>3</td><td>4</td><td>8</td><td>9</td></tr>
<tr><td rowspan="4">b3302</td><td rowspan="4">语速（Speed of speech）</td><td rowspan="2">口腔轮替运动功能</td><td>浊音速率</td><td>☑</td><td>□</td><td>□</td><td>□</td><td>□</td><td>□</td><td>□</td></tr>
<tr><td>言语速率</td><td>☑</td><td>□</td><td>□</td><td>□</td><td>□</td><td>□</td><td>□</td></tr>
<tr><td rowspan="2">连续语音能力</td><td>构音速率</td><td>□</td><td>☑</td><td>□</td><td>□</td><td>□</td><td>□</td><td>□</td></tr>
<tr><td>言语速率</td><td>□</td><td>☑</td><td>□</td><td>□</td><td>□</td><td>□</td><td>□</td></tr>
</table>

续表

<table>
<tr><td colspan="3">身体功能，即人体系统的生理功能损伤程度</td><td>无损伤</td><td>轻度损伤</td><td>中度损伤</td><td>重度损伤</td><td>完全损伤</td><td>未特指</td><td>不适用</td></tr>
<tr><td colspan="3"></td><td>0</td><td>1</td><td>2</td><td>3</td><td>4</td><td>8</td><td>9</td></tr>
<tr><td rowspan="3">b3302</td><td colspan="9">言语产生速率的功能。功能受损时表现为迟语症和急语症等。</td></tr>
<tr><td colspan="9">信息来源：☑病史　☐问卷调查　☑临床检查　☐医技检查</td></tr>
<tr><td colspan="9">问题描述：
1. /tɑ/ 的浊音速率为 7.80 个 /s；无意义音节连续重复的浊音速率的控制能力无损伤。
2. /tɑ/ 的言语速率为 4.00 个 /s；无意义音节连续重复的言语速率的控制能力无损伤。
3. 连续语音的构音速率为 2.97 个 /s ↓；连续语音时发音拖延导致语速过慢，构音速率的控制能力轻度损伤。
4. 连续语音的言语速率为 2.25 个 /s ↓；连续语音时发音拖延和 / 或停顿拖延，言语速率的控制能力轻度损伤。</td></tr>
<tr><td colspan="3"></td><td>0</td><td>1</td><td>2</td><td>3</td><td>4</td><td>8</td><td>9</td></tr>
<tr><td rowspan="6">b3303</td><td rowspan="3">语调
（Melody of speech）</td><td>言语基频标准差</td><td>☐</td><td>☐</td><td>☐</td><td>☑</td><td>☐</td><td>☐</td><td>☐</td></tr>
<tr><td>言语基频动态范围</td><td>☐</td><td>☐</td><td>☐</td><td>☑</td><td>☐</td><td>☐</td><td>☐</td></tr>
<tr><td>基频突变出现率</td><td>☑</td><td>☐</td><td>☐</td><td>☐</td><td>☐</td><td>☐</td><td>☐</td></tr>
<tr><td colspan="9">言语中音调模式的调节功能，包括言语韵律、语调、言语旋律。功能受损时表现为言语平调、音调突变等。</td></tr>
<tr><td colspan="9">信息来源：☑病史　☐问卷调查　☑临床检查　☐医技检查</td></tr>
<tr><td colspan="9">问题描述：
1. 言语基频标准差为 17.6 Hz ↓；语调单一，连续语音语调变化的控制能力重度损伤。
2. 言语基频动态范围为 69.3 Hz ↓；语调单一，连续语音语调变化范围的控制能力重度损伤。
3. 基频突变出现率为 0%，连续语音语调控制能力无损伤。</td></tr>
</table>

三、ICF 构音语音治疗计划的制订

在此主要介绍如何针对患者的言语韵律功能（b3300 言语流利、b3301 言语节律、b3302 语速和 b3303 语调）制订治疗计划。

（一）选择训练内容和方法

在流利性和语速上，患者在无意义音节连续产生的流利性和语速控制方面能力较强，在连续语音流利性和语速控制能力方面相对较差，语速治疗应以连续语音训练为主。根据患者的接受能力、喜好和训练需求选择适合的训练内容和方法，比如训练内容选择语音切换和语音轮替的语料，训练方法选择逐字增加句长法和重读治疗法。在节律和语调方面，患者均存在中度及以上损伤，应重点开展语调和节奏治疗，可与上述连续语音流利性和语速治疗同步进行。根据患者的接受能力、喜好和训练需求选择适合的训练内容和方法，比如训练内容选择语音切换和语音轮替的语料，训练方法选择响度梯度训练法、音调梯度训练法和重读治疗法。

（二）确定实施人员和治疗目标

根据患者的接受能力和训练安排确定治疗计划的实施人员和治疗目标，具体如表 4–48 所示。

表 4–48 ICF 构音语音治疗计划表

<table>
<tr><th colspan="3">治疗任务</th><th>治疗方法</th><th>康复医师</th><th>护士</th><th>言语治疗师</th><th>特教教师</th><th>初始值</th><th>目标值</th><th>最终值</th></tr>
<tr><td rowspan="5">b3300 言语流利</td><td rowspan="3">口腔轮替运动</td><td>浊音时长</td><td rowspan="3">☐ 口腔轮替运动
☐ 核心韵母，如：a–i–u
☐ 声韵组合，如：pa–ta–ka
☐ 语音重复
☐ 唱音法
☐ 语速控制（节拍器）</td><td></td><td></td><td></td><td></td><td></td><td></td><td></td></tr>
<tr><td>音节时长</td><td></td><td></td><td></td><td></td><td></td><td></td><td></td></tr>
<tr><td>停顿时长</td><td></td><td></td><td></td><td></td><td></td><td></td><td></td></tr>
<tr><td rowspan="2">连续语音能力</td><td>音节时长</td><td rowspan="2">☐ 听觉延迟反馈装置（DAF）
☑ 语音切换
☑ 语音轮替
☑ 逐字增加句长法
☑ 重读治疗法
（慢板、行板、快板）
☐ 韵律语调法（MIT）
☐ 吸气停顿
☐ 语速控制（节拍器）</td><td></td><td></td><td>√</td><td></td><td>2</td><td>0</td><td>0</td></tr>
<tr><td>停顿时长</td><td></td><td></td><td>√</td><td></td><td>2</td><td>0</td><td>0</td></tr>
</table>

续表

治疗任务			治疗方法	康复医师	护士	言语治疗师	特教教师	初始值	目标值	最终值
b3301 言语节律	幅度标准差		□ 励一协夫曼治疗法（LSVT） ☑ 语音切换 ☑ 语音轮替 ☑ 响度梯度训练法 ☑ 重读治疗法 （慢板、行板、快板） □ 关键字重音对比			√		2	0	0
	重音音节总时长					√		3	0	0
	重音出现率									
b3302 语速	口腔轮替运动	浊音速率	□ 口腔轮替运动 □ 核心韵母，如：a-i-u □ 声韵组合，如：pa-ta-ka □ 语音重复 □ 唱音法 □ 语速控制（节拍器）							
		构音速率								
	连续语音能力	言语速率	□ 听觉延迟反馈装置（DAF） ☑ 语音切换 ☑ 语音轮替 ☑ 逐字增加句长法 ☑ 重读治疗法 （慢板、行板、快板） □ 韵律语调法（MIT） □ 吸气停顿 □ 语速控制（节拍器）			√		1	0	0
		构音速率				√		1	0	0
b3303 语调	言语基频标准差		☑ 语音切换 ☑ 语音轮替 ☑ 音调梯度训练法 ☑ 重读治疗法 （慢板、行板、快板） □ 半吞咽法 □ 韵律语调法（MIT） □ 语调练习			√		3	0	1
	言语基频动态范围					√		3	0	1
	基频突变出现率									

四、构音语音治疗过程及实时监控

本阶段治疗计划持续 2 个月，每周根据患者能力情况、家庭情况以及科室安排来确定个别化康复次数（一周 3—5 次），每次训练以 35—50 分钟为宜。下面主要以该患者的一次语调和节奏治疗为例进行详细讲解。

（一）治疗设备及辅具

言语障碍测量仪软件、电子琴等。

（二）治疗过程

本次训练主要选择与患者已掌握的塞音 /b、d、g/ 和 /p、t、k/ 相关的语音切换的语料作为训练语料，即“姑姑穿着白大褂”“小兔在平台看卡通片”。

1. 前测（3—5 分钟）

让患者朗读上述训练语料“小兔在平台看卡通片”并录音，对患者的音频进行剪辑和分析，获得该患者幅度标准差、言语基频标准差和言语基频动态范围，结果见表 4-49。

2. 响度梯度训练法（15—20 分钟）

首先由治疗师分别提高响度和降低响度说句子，同时借助言语障碍测量仪软件帮助患者进行响度感知训练，使患者认识到响度的大小。其次进行增加响度训练，根据患者能力选择增加两阶，可先增加响度说词语，再逐步过渡到句子，可借助言语障碍测量仪软件的幅度模块进行实时反馈训练（图 4-13），由治疗师先录制样板音频并保存样板曲线（红色曲线），再让患者根据样板曲线进行模仿训练（患者音频为蓝色曲线）。再次进行降低响度训练，根据患者能力选择降低两阶，可先降低响度说词语，再逐步过渡到句子，同样可借助言语障碍测量仪软件进行实时反馈训练（图 4-14）。最后进行响度变化控制训练，先进行词语训练，再进行句子训练，说词语或句子的同时逐级增加或降低响度（先增加后降低或先降低后增加），可借助言语障碍测量仪软件进行实时反馈训练（图 4-15）。

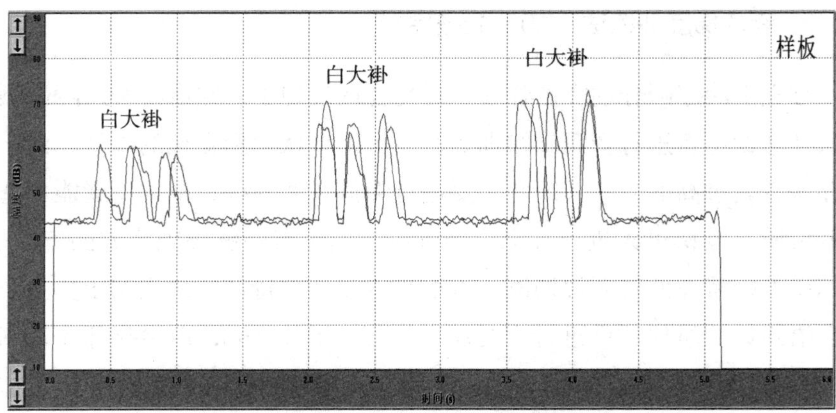

图 4-13 增加响度的实时反馈训练

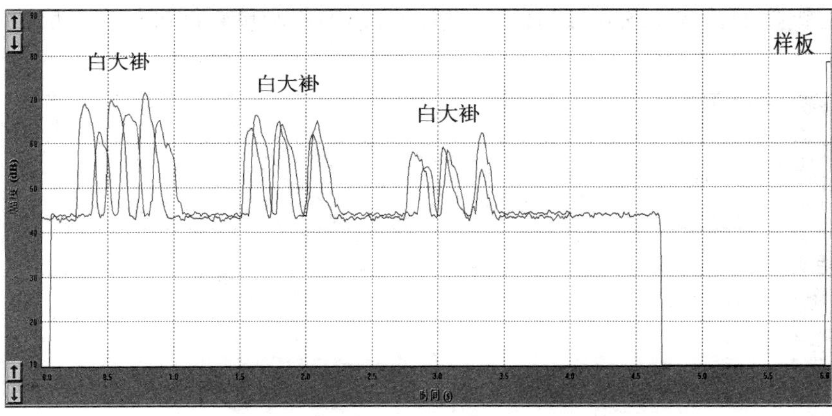

图 4-14 降低响度的实时反馈训练

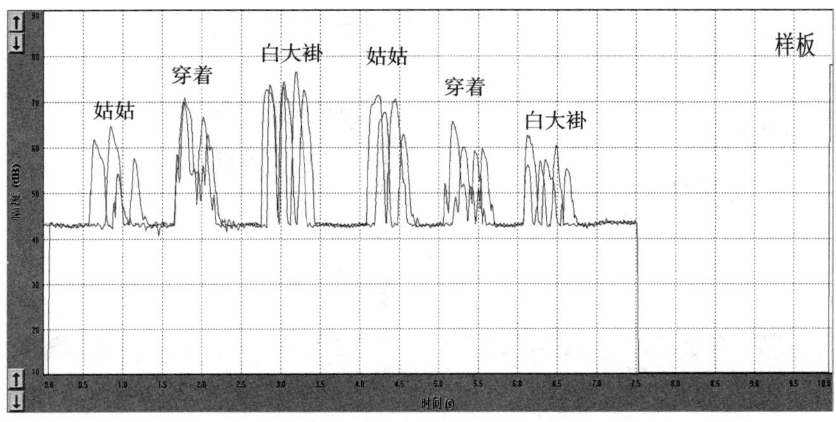

图 4-15 响度变化控制的实时反馈训练

3. 音调梯度训练法（10—15 分钟）

首先由治疗师分别降低音调和提高音调说句子，并借助言语障碍测量仪软件帮助患者进行音调感知训练，使得患者认识到音调的高低。由于患者存在音调过高的问题，因此主要进行降低音调训练，根据患者能力选择降低两阶。其次可先进行哼唱乐调训练，当患者能够哼唱降调的音阶后，训练患者维持在低音调说词语，再逐步过渡到维持低音调说句子。主要借助言语障碍测量仪软件进行实时反馈训练（图 4−16），由治疗师先录制样板音频并保存样板曲线（绿色曲线），再让患者根据样板曲线进行模仿匹配训练（患者音频为红色曲线）。再次进行降低音调训练，先逐级降低音调，训练患者以各级音调水平说词语（图 4−17 A），然后训练说句子的同时逐级降低音调（图 4−17 B），可借助言语障碍测量软件进行实时反馈。

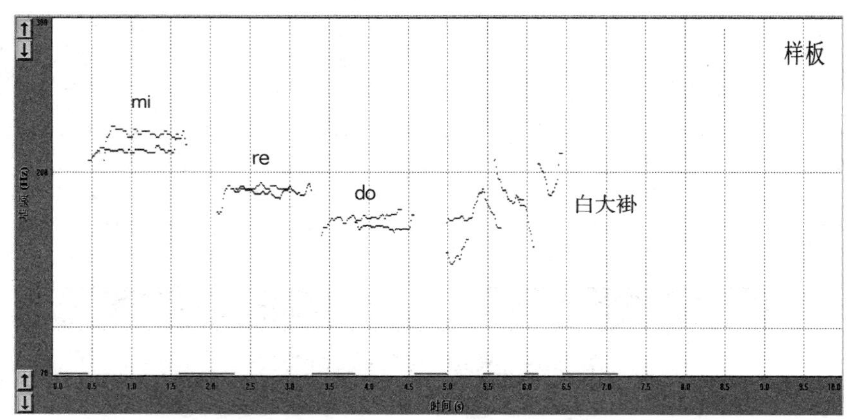

图 4−16 哼唱乐调的实时反馈训练

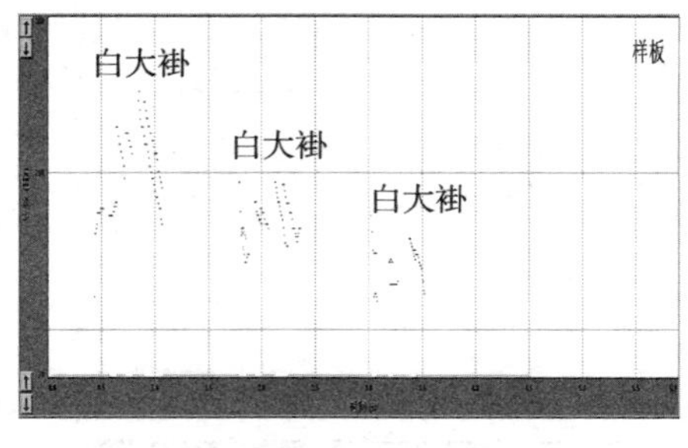

A. 降低音调说词语

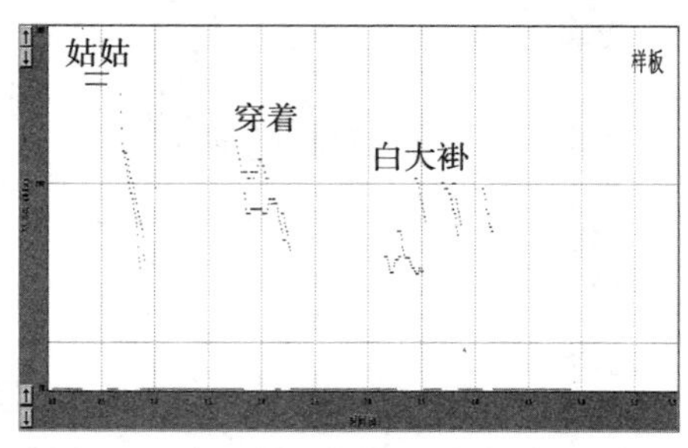

B. 说句子同时逐级降低音调

图 4−17 降低音调的实时反馈训练

4. 后测（3—5 分钟）

后测语料、方式和结果记录与前测相同，结果见表 4-49。

（三）实时监控表

根据本次训练的实施情况填写语调和节奏治疗的实时监控表（表 4-49）。此表一方面证明了本次训练的即时有效性，另一方面可呈现给家属，为家庭康复提供指导和参考，还可以作为下次训练方案制订的依据。

表 4-49 语调和节奏治疗实时监控表

日期：__________

<table>
<tr><th>训练对象</th><th colspan="2">训练内容</th><th>训练前描述（如需）</th><th>训练效果</th></tr>
<tr><td>幅度标准差
重音音节总时长
重音出现率
言语基频标准差
言语基频动态范围
基频突变出现率</td><td>语料</td><td>□ 语音重复：__________
□ 语音切换：__________
☑ 语音轮替：姑姑穿着白大褂、小兔在平台看卡通片
□ 其他句子：__________</td><td rowspan="2">言语基频标准差：18.1 Hz；
言语基频范围：70.5 Hz；
幅度标准差：6.98 dB</td><td rowspan="2">言语基频标准差：20.3 Hz；
言语基频范围：73.6 Hz；
幅度标准差：8.10 dB</td></tr>
<tr><td>言语节律异常（响度变化过大、重音过度、重音缺乏）
语调异常（语调单一、语调变化过大）</td><td>方法</td><td>□ 励 - 协夫曼治疗法（LSVT）
◆ 传统治疗：
☑ 音调梯度训练法
☑ 响度梯度训练法
□ 重读治疗法 - 慢板
□ 重读治疗法 - 行板
□ 重读治疗法 - 快板
□ 半吞咽法
□ 韵律语调法（MIT）
□ 语调练习
□ 关键字重音对比
◆ 实时反馈治疗：
☑ 音调实时反馈训练
☑ 响度实时反馈训练
□ 言语视听反馈训练</td></tr>
</table>

五、短期目标监控

治疗计划实施过程中，根据患者能力每隔 2 周进行一次短期目标监控。按照治疗计划训练两周后，再次对该患者进行言语韵律功能精准评估，并进行 ICF 限定值转换，以开展短期目标监控，主要监控的是首次评估中存在损伤的测量指标。首次评估中口腔轮替运动功能测量相关指标均为正常，故主要进行连续语音能力测量。首先分析音节时长、停顿时长、构音速率和言语速率等流利性和语速指标的短期目标监控结果，如表 4-50、4-51、4-52、4-53 所示，与目标值进行比较，发现音节时长、停顿时长、构音速率和言语速率均尚未达到训练目标，但各指标结果均有所改善，尤其是音节时长和停顿时长的损伤程度均由 2（中度损伤）降为 1（轻度损伤），控制连续语音音节时长和停顿时长的能力得到显著提高，可继续按照治疗计划进行训练。其次分析幅度标准差、重音音节总时长等言语节律指标的短期目标监控结果（表 4-54、4-55），结果显示两者均未达到训练目标，但经过两周训练，幅度标准差有一定的增加且重音音节总时长也有所减少，即响度变化的控制能力有所提高，重音过度问题也有所改善，后续训练可继续按照治疗计划实施。最后分析言语基频标准差和言语基频动态范围等语调指标的短期目标监控结果（表 4-56），发现两者均未达到训练目标，但两者的损伤程度均由 3（重度损伤）降为 2（中度损伤），能力得到显著改善，后续可继续按照治疗计划开展训练。

表 4-50　连续语音 - 音节时长的短期目标监控表

日期	音节数（个）	总时长（ms）	音节时长（ms）	损伤程度	
10 月 8 日	12	5340	444	初始值	2
				目标值	0
10 月 22 日	13	5630	432	最终值	1

表 4-51　连续语音 - 停顿时长的短期目标监控表

日期	停顿次数（次）	总停顿时长（ms）	停顿时长（ms）	损伤程度	
10 月 8 日	3	1283	385	初始值	2
				目标值	0
10 月 22 日	3	1099	362	最终值	1

表 4-52　连续语音 - 构音速率的短期目标监控表

日期	音节数（个）	构音时长（ms）	构音速率（个 /s）	损伤程度	
10 月 8 日	12	4057	2.97	初始值	1
				目标值	0
10 月 22 日	13	4531	2.93	最终值	1

表 4-53　连续语音 - 言语速率的短期目标监控表

日期	音节数（个）	总时长（ms）	言语速率（个 /s）	损伤程度	
10 月 8 日	12	5340	2.25	初始值	1
				目标值	0
10 月 22 日	13	5630	2.31	最终值	1

表 4-54　连续语音 - 幅度标准差的短期目标监控表

日期	幅度（dB）	幅度标准差（dB）	幅度动态范围（dB）	损伤程度	
10 月 8 日	55	6.79	15	初始值	2
				目标值	0
10 月 22 日	57	7.93	21	最终值	2

表 4-55　连续语音 - 重音音节总时长的短期目标监控表

日期	重音音节总时长（ms）	损伤程度		重音音节数（个）	总音节数（个）	重音出现率（%）	损伤程度	
10 月 8 日	2560	初始值	3				初始值	
		目标值	0				目标值	
10 月 22 日	2010	最终值	3				最终值	

表 4-56 连续语音 - 言语基频标准差和言语基频动态范围的短期目标监控表

日期	言语基频（Hz）	言语基频标准差（Hz）	损伤程度		言语基频动态范围（Hz）	损伤程度	
10 月 8 日	166	17.6	初始值	3	69.3	初始值	3
			目标值	0		目标值	0
10 月 22 日	157	18.8	最终值	2	78.4	最终值	2

六、疗效评价

在实施本阶段治疗计划的过程中，根据患者能力和训练安排，在阶段中期和末期再次进行 ICF 构音语音功能评估，对治疗效果进行评价。因本阶段主要以言语韵律功能的治疗为主，故仅对 b3300 言语流利、b3301 言语节律、b3302 语速和 b3303 语调进行疗效评价，如表 4-57 所示。

表 4-57 ICF 运动性言语障碍构音语音疗效评价表

ICF 类目组合			初期评估					目标值	中期评估（康复第 4 周）						目标达成	末期评估（康复第 8 周）						目标达成
			ICF 限定值						ICF 限定值							ICF 限定值						
			问题						干预	问题						干预	问题					
			0	1	2	3	4			0	1	2	3	4			0	1	2	3	4	
b3300 言语流利	口腔轮替运动	浊音时长																				
		音节时长																				
		停顿时长																				
	连续语音能力	音节时长						0							×							√
		停顿时长						0							√							

续表

ICF 类目组合			初期评估					目标值	中期评估（康复第 4 周）						目标达成	末期评估（康复第 8 周）						目标达成
			ICF 限定值							ICF 限定值							ICF 限定值					
			问题						干预	问题						干预	问题					
			0	1	2	3	4			0	1	2	3	4			0	1	2	3	4	
b3301 言语节律	幅度标准差							0							×							√
	重音音节总时长							0							×							√
	重音出现率																					
b3302 语速	口腔轮替运动	浊音速率																				
		言语速率																				
	连续语音能力	构音速率						0							×							√
		言语速率						0							√							
b3303 语调	言语基频标准差							0							×							×
	言语基频动态范围							0							×							×
	基频突变出现率																					

REFERENCES

主要参考文献

一、中文文献

[1] 黄昭鸣，朱群怡，卢红云．言语治疗学 [M]. 上海：华东师范大学出版社，2017.

[2] 李胜利．言语治疗学 [M]. 北京：华夏出版社，2004.

[3] 卢红云，黄昭鸣．口部运动治疗学 [M]. 上海：华东师范大学出版社，2010.

[4] 高楠，李峰，徐丽娜，等．舌尖音构音障碍的临床特点及语音训练 [J]. 中华物理医学与康复杂志，2015，37（11）.

[5] 高晓慧，万勤，惠芬芬，等．不同语言任务下 4—7 岁听障儿童的言语流畅性特征 [J]. 中国特殊教育，2015（10）.

[6] 黄昭鸣，范梦嫣．舌运动障碍评估与治疗的个案研究 [J]. 中国听力语言康复科学杂志，2009（4）.

[7] 黄昭鸣，籍静媛．实时反馈技术在言语矫治中的应用 [J]. 中国听力语言康复科学杂志，2004（6）.

[8] 黄昭鸣，刘颖春，白银婷，等．唇运动障碍评估与治疗的个案研究 [J]. 中国听力语言康复科学杂志，2010（3）.

[9] 黄昭鸣，沈吉，白银婷，等．下颌运动障碍评估与治疗的个案研究 [J]. 中国听力语言康复科学杂志，2010（2）.

[10] 黄昭鸣，施雅丹，张磊．塞音构音障碍个案研究 [J]. 中国听力语言康复科学杂志，2009（1）.

[11] 纪静丽，李欣，侯梅，等．脑性瘫痪患儿口运动与构音障碍特征及其临床评定 [J]. 中国康复理论与实践，2015，21（04）.

[12] 李欢．构音障碍评估研究述评 [J]. 中国特殊教育，2010（6）.

[13] 李胜利，张庆苏，卫冬洁，等．运动性构音障碍言语、声学及疗效的研究 [J]. 中国康复理论与实践，2006（7）.

[14] 李胜利．构音障碍的评价与治疗 [J]. 现代康复，2001，5（12）.

[15] 卢红云，曹建国，郭新志．发音器官运动障碍矫治结合构音训练治疗脑瘫儿童言语障碍疗效分析 [J]. 中国康复医学杂志，2004，19（12）.

[16] 卢红云，黄昭鸣，白银婷，等．听力正常成年男性单元音构音运动的声学参数研究 [J]. 临床耳鼻咽喉头颈外科杂志，2011，25（9）.

[17] 卢红云，黄昭鸣，张蕾，等．下颌元音构音运动定量测量的实验研究 [J]. 中国特殊教育，2011（4）.

[18] 吕自愿，李峰，徐丽娜．双唇音构音障碍的临床特点和语音训练 [J]. 中国康复理论与实践，2014（8）.

[19] 吕自愿，李峰，张艳云，等．儿童舌根音构音障碍的临床特点及康复训练 [J]. 中国儿童保健杂志，2015，23（4）.

[20] 罗佳，庄佩耘，张天宇，等．帕金森病患者的言语障碍及励－协夫曼言语治疗的应用 [J]. 听力学及言语疾病杂志，2007，15（6）.

[21] 庞子建，李胜利．运动性构音障碍言语、声学、共鸣水平机制及康复疗效研究 [J]. 中国康复理论与实践，2009，15（5）.

[22] 王勇丽，万勤，潘雪珂，等．学龄期痉挛型脑瘫儿童汉语声韵特征及其与口部运动的相关性 [J]. 中华物理医学与康复杂志，2017，39（2）.

[23] 于国华，吴芬，李俊．综合语言康复治疗对运动性构音障碍的疗效 [J]. 实用临床医学，2015，16（5）.

[24] 郑钦，沈敏，何龙文．口部运动治疗对脑瘫患儿构音障碍的疗效观察 [J]. 中国康复理论与实践，2012，18（4）.

二、英文文献

[1] Donald B. Freed. Motor Speech Disorders, Diagnosis and Treatment [M]. Delmar: CenGage Learning, 2012.

[2] Duffy J R. Motor Speech Disorders: Substrates, Differential Diagnosis, and Management [M]. St. Louis: Mosby, 2005.

[3] Forrest K, Iuzzini J. A Comparison of Oral Motor and Production Training for Children with Speech Sound Disorders [J]. Seminars in Speech and Language, 2008, 29(4).

[4] Fontoura D R D, Rodrigues J D C, Brandão L, et al. Efficacy of the Adapted Melodic Intonation Therapy: A Case Study of A Broca's Aphasia Patient [J]. Distúrbios Comun. São Paulo, 2014, 26(4).

[5] Fonville S, Worp H B V D, Maat P, et al. Accuracy and Inter-observer Variation in the Classification of Dysarthria from Speech Recordings [J]. Journal of Neurology, 2008, 255(10).

[6] Frieg H, Muehlhaus J, Ritterfeld U, et al. ISi-Speech: A Digital Training System for Acquired Dysarthria [J]. Stud Health Technol Inform, 2017(242).

[7] Hood R B, Dixon R F. Physical Characteristics of Speech Rhythm of Deaf and Normal-Hearing Speakers [J]. Journal of Communication Disorders, 1969, 2(1).

[8] Kent R D, Weismer G, Kent J F, et al. Acoustic Studies of Dysarthric Speech: Methods, Progress, and Potential. [J]. Journal of Communication Disorders, 1999, 32(3).

[9] Lennon P. Investigating Fluency in EFL: A Quantitative Approach [J]. Language Learning, 1990, 40(3).

[10] Perkell J, Lane H, Svirsky M, et al. Speech of Cochlear Implant Patients: A Longitudinal Study of Vowel Production [J]. The Journal of the Acoustical Society of America, 1992, 91(5).

[11] Rauch A, Cieza A, Stucki G. How to Apply the International Classification of Functioning, Disability and Health(ICF)for Rehabilitation Management in Clinical Practice [J]. European Journal of Physical and Rehabilitation Medicine, 2008, 44(3).

[12] Threats T T. Use of the ICF for Clinical Practice in Speech-language Pathology [J]. International Journal of Speech-Language Pathology, 2008, 10(1-2).

黄昭鸣－韩知娟“构音 52 词”表使用指南

黄昭鸣－韩知娟“构音 52 词”表系构音能力主观评估词表，主要用于评估患者清晰发音的能力，可评价 21 个声母及 36 个最小语音对的构音情况。测验材料包含 52 个单音节词，每一个词都有配套的图片。

要求患者每个音发三遍。整个音节的发音时间及音节之间的间隔都约为 1 秒。为诱导出自发语音，主试可以采用提问、提示或模仿等方法，要求患者说出该图片所表达的词。

黄昭鸣－韩知娟“构音 52 词”表评估指导语

编号	词	拼音	提问	提示
例 1	桌	zhuō	这是什么？	（老师指向桌子问）这是什么？
例 2	象	xiàng	这是什么？	什么动物的鼻子是长长的？
1	包	bāo	这是什么？	小朋友背什么上学？
2	抛	pāo	他做什么？	他把球怎么样？
3	猫	māo	这是什么？	什么“喵喵”叫？
4	飞	fēi	它做什么？	蝴蝶做什么？
5	刀	dāo	这是什么？	拿什么切东西？
6	套	tào	这是什么？	天冷了，手上戴什么？
7	闹	nào	这是什么钟？	什么钟叫你起床？
8	鹿	lù	这是什么？	什么动物的脖子长长的？
9	高	gāo	哥哥的个子比妹妹怎么样？	妹妹个子矮，哥哥比妹妹____。
10	铐	kào	这是什么？	他的手被警察怎么了？

续表

编号	词	拼音	提问	提示
11	河	hé	这是什么?	这是一条小____。
12	鸡	jī	这是什么?	什么动物会“喔喔”叫?
13	七	qī	这是几?	图上有几个苹果?
14	吸	xī	这是什么?	小朋友用什么喝牛奶?
15	猪	zhū	这是什么?	什么动物的耳朵很大?
16	出	chū	她在做什么?	她不是进去，是____去。
17	书	shū	这是什么?	小朋友看什么?
18	肉	ròu	这是什么?	老虎爱吃什么?
19	紫	zǐ	这是什么颜色?	球是什么颜色的?
20	粗	cū	这根黄瓜怎么样?	那根黄瓜细，这根怎么样?
21	四	sì	这是几?	图上有几个苹果?
22	杯	bēi	这是什么?	用什么喝水?
23	泡	pào	这是什么?	小朋友吹什么?
24	倒	dào	做什么?	怎样让开水进杯子?
25	菇	gū	这是什么?	这是蘑____。
26	哭	kū	小朋友怎么了?	找不到妈妈，他会怎么样?
27	壳	ké	这是什么?	这是贝____。
28	纸	zhǐ	这是什么?	老师在哪里写字?
29	室	shì	这是什么?	老师在哪里上课?
30	字	zì	他在做什么?	老师拿笔做什么?
31	刺	cì	花上有什么?	____碰在手上会流血。
32	蓝	lán	这是什么颜色?	天空是什么颜色的?
33	狼	láng	这是什么?	什么动物长得像狗?
34	心	xīn	这是什么?	(老师指着自己的心问)这里有什么?
35	星	xīng	这是什么?	夜晚天上什么会一闪一闪的?
36	船	chuán	这是什么?	可以乘什么过海?

续表

编号	词	拼音	提问	提示
37	床	chuáng	这是什么？	你晚上睡在什么上面？
38	拔	bá	做什么？	怎样让萝卜出来？
39	鹅	é	这是什么？	这不是鸭，这是____？
40	一	yī	这是几？	图上有几只苹果？
41	家	jiā	这是哪里？	你放学后回哪里？
42	浇	jiāo	做什么？	阿姨拿水壶做什么？
43	乌	wū	这是什么云？	快下雨了，天上飘什么云？
44	雨	yǔ	天上在下什么？	小朋友身上穿的是什么衣服？
45	椅	yǐ	这是什么？	（老师指向旁边的椅子问）这是什么？
46	鼻	bí	这是什么？	（老师指自己的鼻子问）这是什么？
47	蛙	wā	这是什么？	它是青____。
48	娃	wá	这是什么？	你喜欢抱什么？
49	瓦	wǎ	这是什么？	屋顶上有什么？
50	袜	wà	这是什么？	（指着小朋友的袜子问）这是什么？
51	酪	lào	这是什么？	（指着奶酪的图片问）这是什么？
52	入	rù	做什么？	爸爸进____家门。

APPENDIX 2

附录 2

口部运动功能评估分级标准

口部感觉评估分级标准

评估项目	指导语	0级	1级	2级	3级	4级
颊部触觉反应	治疗师用纸巾轻触患者脸颊。	拒绝触碰。	患者没有注意到他/她正在被刺激，或忽略刺激，或无反应。	患者允许刺激，但是有明显的消极反应(如呕吐，头部向后撤远离刺激)。	患者喜欢这种刺激甚至不想让治疗师停下来。	患者允许治疗师用纸巾轻触其脸颊。
鼻部触觉反应	治疗师用纸巾轻触患者鼻部。	拒绝触碰。	患者没有注意到他/她正在被刺激，或忽略刺激，或无反应。	患者允许刺激，但是有明显的消极反应(如呕吐，头部向后撤远离刺激)。	患者喜欢这种刺激甚至不想让治疗师停下来。	患者允许治疗师用纸巾轻触其鼻部。
唇部触觉反应	治疗师用纸巾轻触患者上唇和下唇。	拒绝触碰。	患者没有注意到他/她正在被刺激，或忽略刺激，或无反应。	允许刺激，但是有明显的消极反应（如呕吐，头部向后撤远离刺激）。	患者喜欢这种刺激甚至不想让治疗师停下来。	患者允许治疗师用纸巾轻触其唇部。
牙龈触觉反应	治疗师使用海绵棒从中线向右臼齿方向划过患者上齿龈，再从中线向左臼齿方向划过患者上齿龈（反之亦然）。在下齿龈上重复上述步骤。	拒绝触碰。	患者没有注意到他/她正在被刺激，或忽略刺激，或无反应。	允许刺激，但是有明显的消极反应（双唇紧闭以阻止海绵棒向后的活动，或出现抵抗呕吐反射的情况，或舌向后缩塞住后磨牙区，或头部向后撤远离刺激）。	患者喜欢这种刺激甚至不想让治疗师停下来。	患者允许治疗师用海绵棒轻触其上下牙龈。

续表

评估项目	指导语	0 级	1 级	2 级	3 级	4 级
硬腭触觉反应	治疗师使用海绵棒沿中线从牙槽嵴划至软硬腭交界处。	拒绝触碰。	患者没有注意到他/她正在被刺激，或忽略刺激，或无反应。	允许刺激，但是有明显的消极反应（双唇紧闭以阻止海绵棒向后的活动，或出现抵抗呕吐反射的情况，或舌向后缩塞住后磨牙区，或头部向后撤远离刺激）。	患者喜欢这种刺激甚至不想让治疗师停下来。	患者允许治疗师用海绵棒沿中线从其牙槽嵴划至软硬腭交界处。
舌前部触觉反应	治疗师使用海绵棒沿中线从舌尖划至舌叶（前 1/3）。	拒绝触碰。	患者没有注意到他/她正在被刺激，或忽略刺激，或无反应，或舌依然松软。	允许刺激，但是有明显的消极反应（双唇紧闭以阻止海绵棒向后的活动，或出现抵抗呕吐反射的情况，或舌向后缩塞住后磨牙区，或头部向后撤远离刺激）。	患者喜欢这种刺激甚至不想让治疗师停下来。	患者允许治疗师用海绵棒从其舌尖划至舌中部。
舌中部触觉反应	治疗师使用海绵棒沿中线从前往后划至舌中 1/3。	拒绝触碰。	患者没有注意到他/她正在被刺激，或忽略刺激，或无反应，或舌依然松软。	允许刺激，但是有明显的消极反应（双唇紧闭以阻止海绵棒向后的活动，或出现抵抗呕吐反射的情况，或舌向后缩塞住后磨牙区，或头部向后撤远离刺激）。	患者喜欢这种刺激甚至不想让治疗师停下来。	患者允许治疗师用海绵棒从其舌尖划至舌中部且舌后缩（向后运动并隆起）。

续表

评估项目	指导语	0级	1级	2级	3级	4级
舌后部触觉反应（呕吐反射）	治疗师使用海绵棒沿中线从前往后轻触舌后1/3。	拒绝触碰。	患者没有注意到他/她正在被刺激，或忽略刺激，或无反应，或舌依然松软。	允许刺激，但是有明显的消极反应（双唇紧闭以阻止海绵棒在其舌后方的活动，或舌急遽回缩，或海绵棒触碰到舌前中部时极易产生呕吐反射，或头部向后撤远离刺激）。	患者喜欢这种刺激甚至不想让治疗师停下来或无呕吐反射。	患者允许治疗师用海绵棒从其舌尖划至舌后部，舌后缩且刺激到达舌后1/3处时呕吐反射被诱出。

下颌口部运动功能评估分级标准

评估项目	指导语	0分	1分	2分	3分	4分
下颌在自然状态下的形状及位置	请放松你的下颌，坚持1分钟。	全开位或上下牙紧密接触，不会动。	处于全开位或上下牙紧密接触，偶能瞬间向上或向下运动。	下颌处于半开位，但下颌在水平位上左右歪斜，或前突或后缩。	下颌处于水平正中，上下牙无接触，有楔形缝隙，但不能保持3秒。	下颌处于姿势位，水平正中，上下牙无接触，有楔形缝隙，能保持3秒。
咬肌肌力	咬紧牙关，让咬肌凸起来，坚持到我数3下。	没反应。	有意识做，但无法做到，用眼睛、头或肩代替。	仅能咬住单侧，或咬时无力。	能紧紧咬住，但不能保持3秒。	能紧紧咬住，并保持3秒。
下颌向下运动	嘴巴尽可能张大，坚持到我数3下。	没反应。	有意识做，但无法做到，用眼睛、头或肩代替。	下颌不能完全打开，伴有左或右歪斜。	能充分打开下颌，但不能保持3秒。	下颌轻松充分打开，并能保持3秒。
下颌向上运动	闭紧下颌，坚持到我数3下。	没反应。	有意识做，但无法做到，用眼睛、头或肩代替。	下颌不能完全闭合，有急动，或伴有左或右歪斜。	下颌能充分紧闭，但不能保持3秒。	下颌轻松充分紧闭，并能保持3秒。

续表

评估项目	指导语	0分	1分	2分	3分	4分
下颌向左运动	下颌向左运动，坚持到我数3下。	没反应。	有意识做，但无法做到，用眼睛、头或肩代替。	下颌能向左侧运动，但运动幅度小或无力。	下颌能充分向左运动，但不能保持3秒。	下颌轻松充分向左运动，并能保持3秒。
下颌向右运动	下颌向右运动，坚持到我数3下。	没反应。	有意识做，但无法做到，用眼睛、头或肩代替。	下颌能向右侧运动，但运动幅度较小或无力。	下颌能充分向右运动，但不能保持3秒。	下颌轻松充分向右运动，并能保持3秒。
下颌前伸运动	下颌向前运动，坚持到我数3下。	没反应。	有意识做，但无法做到，用眼睛、头或肩代替。	下颌能向前运动，但运动幅度小或无力。	下颌能充分向前运动，但不能保持3秒。	下颌轻松充分向前运动，并能保持3秒。
下颌上下连续运动	连续打开和闭合下颌，重复3次。	没反应。	有意识做，但无法做到，用眼睛、头或肩代替。	下颌只能做向上或向下运动，不能连续做3次。	下颌能连续上下运动3次，但运动不充分，缺乏力度。	下颌轻松充分连续打开闭合3次。
下颌左右连续运动	下颌连续向左向右运动，重复3次。	没反应。	有意识做，但无法做到，用眼睛、头或肩代替。	下颌只能连续向一侧运动；或不能连续做3次运动；或用唇运动代替。	下颌能连续左右运动3次，但运动不充分，缺乏力度。	下颌轻松充分连续左右运动3次。

唇口部运动功能评估分级标准

评估项目	指导语	0分	1分	2分	3分	4分
唇在自然状态时的形态结构及位置	请放松你的唇部，坚持1分钟。	双唇严重不对称，位置几乎不变化。	上唇回缩或下唇回缩严重，上唇或下唇有抖动，但患者不知复位。	上唇或下唇有轻微抖动，但患者偶尔试图复位；或双唇不对称。	上唇或下唇轻微回缩，或轻微不对称，不易观察。	唇自然地处于水平正中位，左右对称，微微闭合。

续表

评估项目	指导语	0分	1分	2分	3分	4分
流涎	请放松你的唇部，坚持1分钟。	无法控制。	身体前倾或分散注意力时流涎，有控制意识，但不能控制。	嘴角流涎，略微能控制。	嘴角偶有潮湿，喝水或咀嚼时轻微流涎。	没有流涎。
唇面部肌力	让我摸摸你的脸，你给我做个鬼脸，好吗？	拒绝做。	脸颊肌肉摸上去又紧又硬或长期保持笑的样子，做鬼脸时困难；或摸上去很松软，无弹性。	脸颊肌肉较松软或较硬，做鬼脸时较容易。	脸颊肌肉摸上去有弹性，但上唇或下唇有轻微回缩。	脸颊摸上去有弹性，肌力正常。
展唇运动	跟我做笑的动作，把牙齿都露出来，坚持到我数3下。	没反应。	努力向外展但不能，用眼睛、头或肩代替或辅助。	双唇外展时需努力，嘴角不能上提；或外展幅度小；或外展时僵硬或无力。	双唇能咧开笑，但不能持续3秒。	双唇轻松充分地外展并上提，咧嘴笑，并保持3秒。
圆唇运动	跟我做圆唇的动作，坚持到我数3下。	没反应。	努力圆唇却不能，用眼睛、头或肩代替或辅助。	双唇圆唇时需努力；圆唇幅度小；或圆唇时僵硬或无力。	双唇能充分紧紧地圆起来，但不能保持3秒。	双唇轻松紧紧地圆起来，并保持3秒。
唇闭合运动	用双唇把压舌板夹住，坚持到我数3下。	没反应。	能做闭唇动作，努力夹但夹不住压舌板，用牙齿咬。	双唇紧闭时需努力，夹住1秒就掉下来。	双唇紧紧夹住压舌板，不能保持3秒。	双唇紧紧夹住压舌板，并保持3秒。
圆展交替运动	跟我做笑的动作，再做圆唇动作，连续3次。	没反应。	努力做圆或展的动作但无法完成，用眼睛、头或肩代替或辅助。	只能做一项；双唇连续做圆展交替运动，但运动幅度小，速度慢或无力；或不能按序做3次。	双唇可以连续做圆展交替运动，但不能连续做3次。	双唇轻松充分地做圆展交替运动，连续做3次。

续表

评估项目	指导语	0分	1分	2分	3分	4分
唇齿接触运动	跟我做上齿接触下唇的动作，坚持到我数3下。	没反应。	努力做唇齿接触动作但无法完成，用眼睛、下颌、头或肩代替。	上齿不能咬住下唇内侧，但能咬住下唇。	上齿可以接触下唇内侧，但不能保持3秒。	上齿能轻松自如地接触到下唇内侧，并保持3秒。

舌口部运动功能评估分级标准

评估项目	指导语	0分	1分	2分	3分	4分
舌的形状和位置	请微微张嘴。（张嘴困难，用压舌板辅助）	舌瘫软无力伸出口外或瘫软无力充满整个口腔；或舌体挛缩成球状后缩下陷到咽部。	舌体偏离明显，或舌一直在抖动，舌沿中线隆起，舌两侧松软。	舌伴有不随意运动或舌尖回缩，舌叶隆起，但舌中后部还未挛缩。	舌成碗状，偶尔伴有不随意运动或微小的偏离。	舌能保持静止不动，呈碗状。
舌尖前伸	将舌尖前伸，坚持到我数3下。	无反应。	舌尖努力伸未成，用唇、头、眼、下巴或肩膀运动来代替或辅助。	舌能独立伸出，但舌尖回缩，能将舌体变成束状，但看起来有点松软或呈球状。	舌尖能充分向前伸，但不能保持3秒，出现轻微抖动或偏离。	舌尖能独立充分向前伸，并保持3秒。
舌尖下舔下颌	舌尖向下舔下颌，坚持到我数3下。	无反应。	舌尖试图伸出口外，但未成功，用头、眼、下巴或肩膀运动来代替。	舌体能向下舔到唇下缘，但舌尖回缩成W型，能将舌体变成束，但有点松软或呈球状。	舌尖和两侧能下舔到下颌中部，但不能保持3秒，出现抖动或偏离。	舌尖和两侧能充分舔到下颌中部，并保持3秒。
舌尖上舔上唇	舌尖向上舔上唇，坚持到我数3下。	无反应。	舌尖试图伸出口外，但未成功，用头、眼、下巴或肩膀运动来代替。	舌体能向上舔到唇边缘，但舌尖回缩，能将舌体变成束状，但看起来有点松软或球状。	舌尖能充分向上舔到唇中部，呈尖状，但不能保持3秒。	舌尖能独立充分向上舔到唇中部，呈尖状，并保持3秒。

续表

评估项目	指导语	0分	1分	2分	3分	4分
舌尖上舔齿龈	舌尖上舔齿龈，坚持到我数3下。	无反应。	舌尖试图向上舔，但未成功，用头、眼、下巴或肩膀运动来代替。	用舌叶代替舌尖向上舔到齿龈，或舌尖卷在牙齿下，舌尖无力或抖动。	舌尖能轻松上舔齿龈，但不能保持3秒。	舌尖能轻松上舔齿龈，并保持3秒。
舌尖左舔嘴角	舌尖用力向左舔嘴角，并保持3秒。	无反应。	舌尖试图去舔，但未成功，用头、眼、下巴或肩膀运动来代替。	舌尖回缩或无力，用舌叶代替舌尖向左舔嘴角，能将舌体变成束状，有点抖动，松软。	舌尖能充分向左舔到嘴角，但不能保持3秒。	舌尖能充分向左舔到左唇角，并保持3秒。
舌尖右舔嘴角	舌尖用力向右舔嘴角，并保持3秒。	无反应。	舌尖试图去舔，但未成功，用头、眼、下巴或肩膀运动代替。	舌尖回缩或无力，用舌叶代替舌尖向右舔嘴角，能将舌体变成束状，有点抖动，松软。	舌尖能充分向右舔到唇角，但不能保持3秒。	舌尖能充分向右舔到右唇角，保持3秒。
舌尖上舔硬腭	舌尖从上齿龈正中位向后沿硬腭中线扫到软硬腭交界处。	无反应。	舌尖试图去舔，但未成功，用头、眼、下巴或肩膀运动来代替。	舌尖回缩或无力，用舌叶代替舌尖去做，或舌尖从后向前做上述运动。	舌尖可以做该动作，但运动慢，力量稍差，有轻微抖动。	舌尖能轻松自如地从上齿龈扫到软硬腭交界处。
舌尖左右交替运动	舌尖左右交替运动，来回3次。	无反应。	舌尖试图做，但根本不会做侧向运动，用头、眼、下巴或肩膀运动来代替。	舌尖回缩或无力，用舌叶代替舌尖做左右交替运动，运动不规则，无节律。	舌尖能完成这种交替模式，但不能持续3次，运动慢，力量稍差，有轻微抖动。	舌尖能轻松自如地左右交替运动3次。

续表

评估项目	指导语	0分	1分	2分	3分	4分
舌尖前后交替运动	舌尖前后交替运动，来回 3 次。	无反应。	舌过于僵硬不能伸出口外，或舌瘫在口外不能缩进口内，或由头、肩膀代替其交替运动。	舌尖回缩或无力，用舌叶代替舌尖做交替运动，运动不规则，无节律。	舌尖能完成这种交替模式，但不能持续 3 次，运动慢，力量稍差，有轻微抖动。	舌尖能轻松自如地伸出口外又缩进口内，来回 3 次。
舌尖上下交替运动	舌尖上下交替运动，来回 3 次。	无反应。	舌尖试图做，但根本不会做侧向运动，用头、眼、下巴或肩膀运动来代替。	舌尖回缩或无力，用舌叶代替舌尖做上下交替运动，运动不规则，无节律。	舌尖能完成这种交替模式，但不能持续 3 次，运动慢，力量稍差，有轻微抖动。	舌尖能轻松自如地舔到上下齿龈中位，并交替运动 3 次。
马蹄形上抬模式	治疗师示范，治疗师用压舌板沿中线刺激患者舌前 1/3，观察患者的反应。	无反应。	舌有主动意识，舌瘫软，压下没反应。	舌尖与舌叶未分离，多次刺激后舌两侧缘上抬，仅舌尖上抬或仅舌两侧缘上抬，马蹄形模式未形成。	多次给予刺激才出现舌碗反射，形成马蹄形模式。	只要给予刺激就立即出现舌碗反射，形成马蹄形模式。
舌两侧缘上抬模式	嘴张开，舌两侧缘上抬，紧贴在上牙齿上。	无反应。	努力做了，但舌两侧缘不能做到与上牙接触。	努力做了，但只能做到舌尖与上齿接触，两侧缘不能与上齿接触。或借助外力能短暂接触。	舌两侧缘可以与上齿接触，但保持时间短暂，只有 1 秒。	嘴张开，舌两侧缘能轻松与上齿紧密接触，并保持 3 秒。
舌前部上抬模式	舌前部向上抬起，与硬腭接触。	无反应。	舌前部努力上抬，但不能，用头、眼、下巴或肩膀运动来代替。	舌前部不能完全自主上抬，必须借助外力辅助。	舌前部可以上抬，但持续时间只有 1 秒。	舌前部轻松上抬，并能持续 3 秒。

续表

评估项目	指导语	0分	1分	2分	3分	4分
舌后部上抬模式	舌后部向上抬起，与软腭接触。	无反应。	舌后部努力上抬，但不能，用头、眼、下巴或肩膀运动来代替。	舌后部不能完全自主上抬，必须借助外力辅助。	舌后部可以上抬，但持续时间只有1秒。	舌后部轻松上抬，并能持续3秒。
舌肌肌力	将舌尖伸出来，我用压舌板用力向里顶，你用力向外顶。	拒绝做。	舌瘫软无力或挛缩，需要伸进口内进行检测，有意识做抵抗运动，但不能，用头、眼、下巴或肩膀运动来代替。	舌能伸出口外，舌尖与舌叶未分离，用舌叶向外顶压舌板，但肌力弱，很容易将舌顶进口内，持续时间短暂，不到1秒。	舌能伸出口外，舌能努力向外用力抵抗，并能随着外力大小的变化而变化，但相持不到3秒。	舌能根据外力随意调整肌力抵抗，相持时间可达3秒。